Calisthenics pour les

débutants

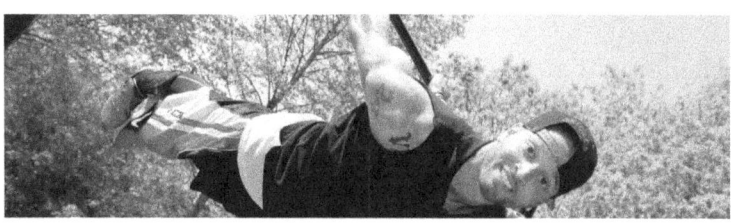

Guide d'initiation à la formation

Bodyweight

Ce document est destiné à fournir des informations exactes et fiables en ce qui concerne le sujet et émettre couvert. La publication est vendue avec l'idée que l'éditeur n'a pas à rendre la comptabilité, officiellement autorisée, ou autrement, des services qualifiés. Si des conseils est nécessaire, légale ou professionnelle, un individu pratiqué dans la profession devrait être ordonné.

- A partir d'une déclaration de principes qui a été accepté et approuvé également par un comité de l'American Bar Association et d'un Comité des éditeurs et des associations.

Les informations fournies ici est indiqué pour être honnête et cohérente, en ce que toute responsabilité, en termes d'inattention ou autrement, par toute utilisation ou abus de toutes les politiques, les processus, ou des directions contenues dans la responsabilité solitaire et totale du lecteur de destinataire. En aucun cas, aucune responsabilité juridique ou le blâme être tenus contre l'éditeur pour toute réparation, dommages ou pertes financières en raison des informations présentes, que ce soit directement ou indirectement.

auteurs respectifs possèdent tous les droits d'auteur ne sont pas détenus par l'éditeur.

Les présentes informations sont données à titre indicatif uniquement, et est universel comme autant. La présentation de l'information est sans contrat ou de tout type d'assurance de garantie.

Les marques de commerce utilisées sont sans consentement, et la publication de la marque est sans autorisation ou le soutien par le propriétaire de la marque. Toutes les marques et marques dans ce livre sont à des fins de clarifier et ne sont la propriété des propriétaires eux-mêmes, non affiliés à ce document.

Attendez! Avant de continuer

.... Voudriez-vous

aiment avoir accès aux livres

de Kindle gratuite?

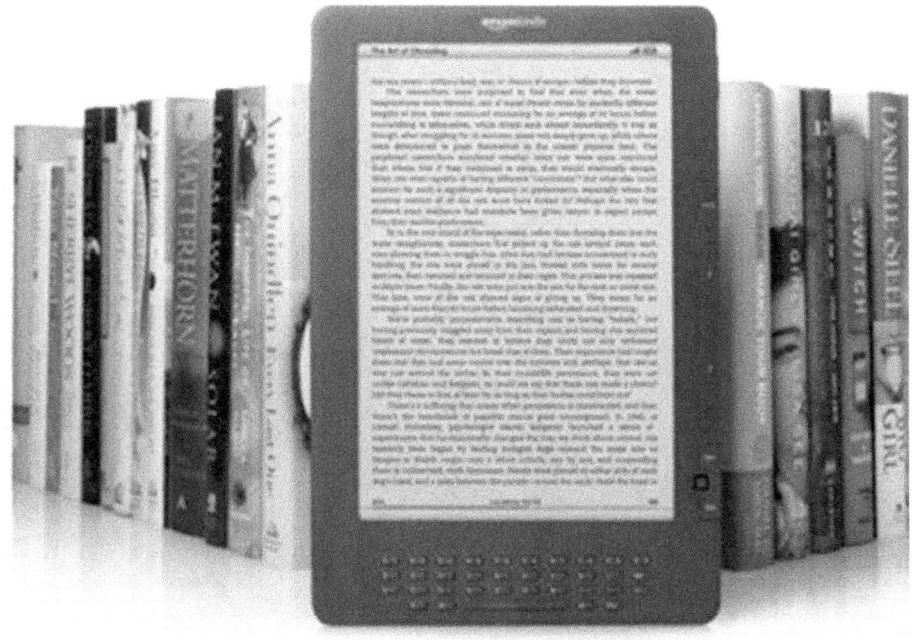

Si vous avez répondu OUI,
CLIQUEZ ICI
Il y a un **bonus gratuit** à la fin
du livre!

Allez à la fin du livre pour
obtenir le rabais de 10% et de
me donner votre image.

table des matières

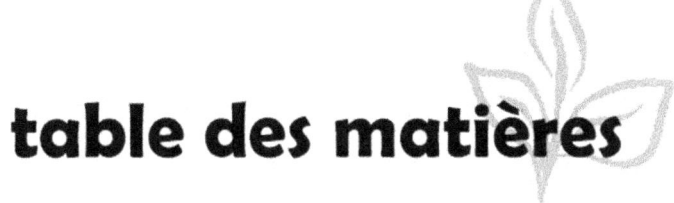

introduction

Chapitre 1: Qu'est-ce que la formation callisthénie?
EXIGENCES DE BASE POUR CALISTHENICS

Chapitre 2: Echauffement et flexibilité dans Calisthenics
IMPORTANCE DE WARM-UP

IMPORTANCE DU CORPS SOUPLESSE

Chapitre 3: Avantages de Calisthenics

Chapitre 4: exercices de gymnastique suédoise

UPPER EXERCICES DU CORPS

EXERCICES CORE

BAS DU CORPS Calisthenics

PLEIN CORPS Calisthenics

CHAPITRE 5: SUPPLÉMENTATION POUR LA SANTÉ GLOBALE ET FITNES

introduction

Je tiens à vous remercier et à vous féliciter pour le téléchargement du livre, "*Calisthenics pour les débutants*".

Tenez-vous aux instructions de ce livre et obtenir le bien tonique, corps ferme que vous avez toujours désiré. Les séances d'entraînement extrêmement utiles dans ce guide vous aidera à atteindre vos objectifs de fitness.

Merci encore pour le téléchargement de ce livre. J'espère que ça vous plait!

Chapitre 1

Qu'est-ce que la formation

callisthénie?

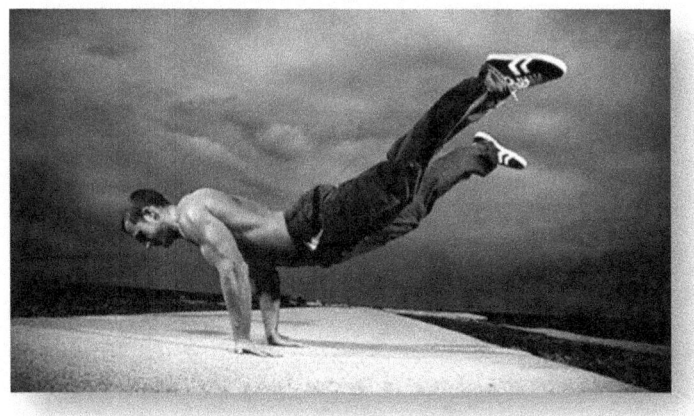

Un tableau d'exercices légers de poids corporel

effectué pour atteindre les compétences générales de

conditionnement physique et psychomoteur. De nos jours, la gymnastique sont généralement effectuées comme une séance d'entraînement de la rue pour construire des muscles bien définis et plus forts à travers plusieurs différents exercices de poids corporel.

Grâce à des exercices de gymnastique suédoise, vous pouvez améliorer votre agilité, la coordination, la capacité aérobie et équilibrer plus un athlète olympique. En gymnastique, vous pouvez pousser, tirer, plier ou balancer votre corps dans des directions différentes en utilisant votre poids corporel pour la résistance pour rendre ces mouvements plus intense et efficace.

Exigences de base pour

Calisthenics

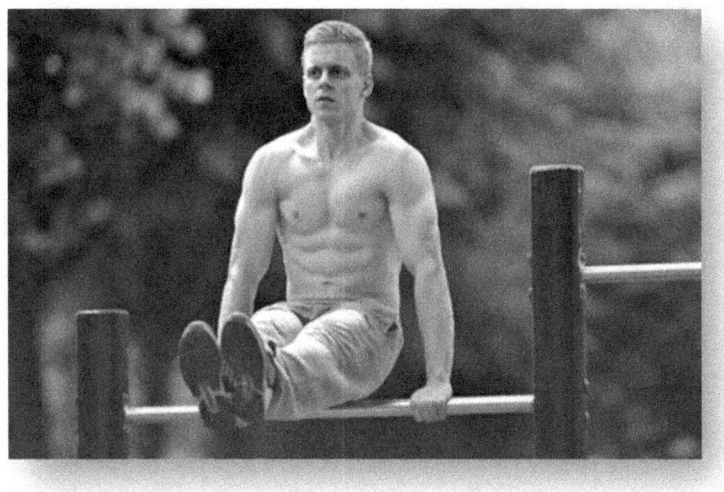

Calisthenics est pas aussi facile qu'il ressemble; il comprend une variété d'exercices de poids corporel qui ne peuvent être effectuées sans force musculaire adéquate, la stabilité de base et la force.

Voici quelques besoins de base pour la gymnastique;

• Un bon échauffement pour une meilleure activation conjointe

• Plus de souplesse du corps et de résistance suffisantes

• Agilité, équilibre et coordination

• la stabilité de base et de la force

Dans les sports et les jeux, la force et la flexibilité de votre corps jouent un rôle clé dans l'amélioration de vos mouvements et votre niveau de forme physique. Si vous avez volumineux, les muscles du corps solides sans noyau solide et stable, alors vous ne pouvez pas effectuer plusieurs mouvements callisthenic qu'un pratiquant intermédiaire de gymnastique peut effectuer avec facilité. Calisthenics exige une grande force du corps ainsi que le noyau stable et solide.

Chapitre 2

Importance de Warmup et

flexibilité dans

Calisthenics

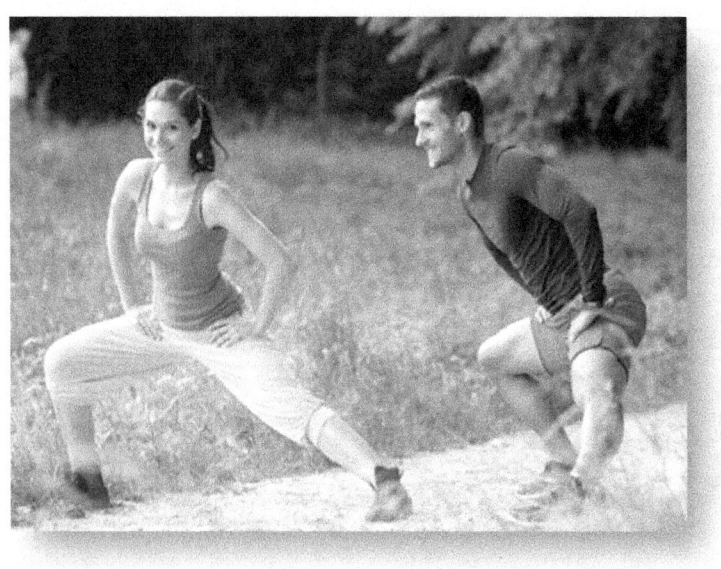

Importance de Warm-up

Warm-up prépare non seulement nos muscles du corps et de l'esprit pour différentes activités physiques, mais améliore également l'amplitude du mouvement des muscles impliqués. Un échauffement minimise les blessures sportives, améliore la circulation sanguine, augmente la température du corps, favorise le système de production d'énergie dans notre corps et améliore la performance physique. Il a médicalement prouvé qu'un échauffement approprié améliore la production des hormones nécessaires qui stimulent notre corps pour générer suffisamment d'énergie.

8 à 10 minutes d'échauffement est un échauffement adéquat qui prépare votre corps pour des exercices intenses et postures difficiles avec facilité en activant nos articulations et les muscles impliqués.

Faites un échauffement approprié et ajouter quelques exercices d'étirement pour le rendre plus efficace, parce que le réchauffement de votre corps signifie pour élargir les vaisseaux sanguins qui réduisent le

stress sur le cœur en réduisant la résistance.

Importance de la flexibilité du corps

Les exercices de flexibilité non seulement de garder

nos articulations actives, mais aussi améliorer

l'amplitude de mouvement de nos muscles du corps

impliqués dans ces exercices. Les exercices de

flexibilité nous permettent d'effectuer différents

mouvements difficiles avec la facilité et le confort en

améliorant la performance de notre corps. Pour la

gymnastique vraiment parfait, la flexibilité joue un

rôle essentiel. Dans le chemin de la perfection et de la

progression, la flexibilité est le chemin et la force est la capacité de marcher sur pour atteindre votre destination (mouvements callisthénie parfaits). Les exercices dynamiques et statiques d'étirement après votre échauffement et des séances d'entraînement vous garder souple et solide ainsi.

chapitre 3

Avantages de Calisthenics

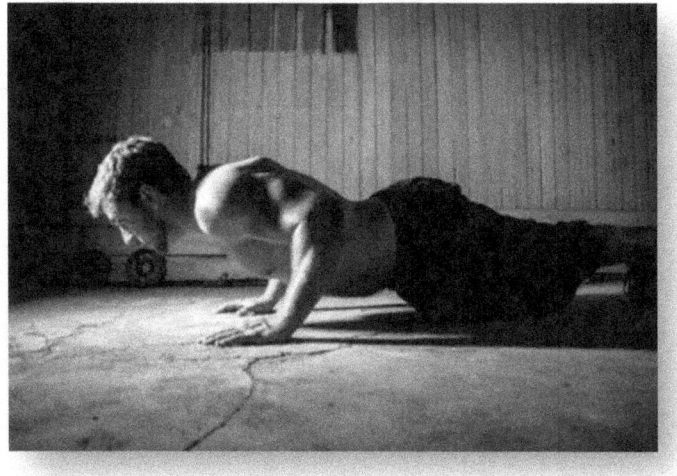

Tous les types de formation de poids corporel garder

nos muscles et les articulations actives et puissant. Il

ne fait aucun doute que la formation de poids

corporel a été une partie essentielle de la musculation et autres sports. De nos jours, les séances d'entraînement callisthénie sont en cours comme par la majorité des amateurs de fitness ou consciente. Voici quelques avantages de la formation de poids corporel;

♥ Être une activité physiologique, la formation de poids corporel améliore notre santé cardiovasculaire, renforce les os, promouvoir la santé des muscles et de stimuler le métabolisme du corps et

♥ Depuis des exercices de poids du corps ou de la gymnastique ciblent de multiples muscles du corps, donc ces exercices brûler des calories supplémentaires et aident notre corps à perdre du poids inutile

♥ Tous les exercices de poids corporel façonnent notre corps et aider à développer les muscles beaux et forts pour la vie

♥ Un des avantages les plus marquants est que la gymnastique ne nécessitent pas d'équipement comme dans la formation de poids

♥ Il y a plusieurs gymnastique qui peuvent être pratiquées à la maison ou partout où vous trouver un peu de temps

♥ Être un exercice naturel, callisthénie améliorer l'os et la masse musculaire de façon spectaculaire

♥ Un pratiquant modéré de gymnastique ont noyau plus solide et stable qu'un praticien de la formation de poids

♥ Par gymnastique appropriés, vous pouvez construire une grande force et l'endurance sans perdre la flexibilité. Plusieurs exercices de callisthénie consistent en des exercices statiques et dynamiques d'étirement qui améliorent l'amplitude du mouvement des muscles impliqués

♥ J'ai découvert une vérité étrange gymnastique et ce qui est "callisthénie développer la créativité en vous tout en effectuant différents exercices callisthénie"

Chapitre 4

Exercices de gymnastique

suédoise

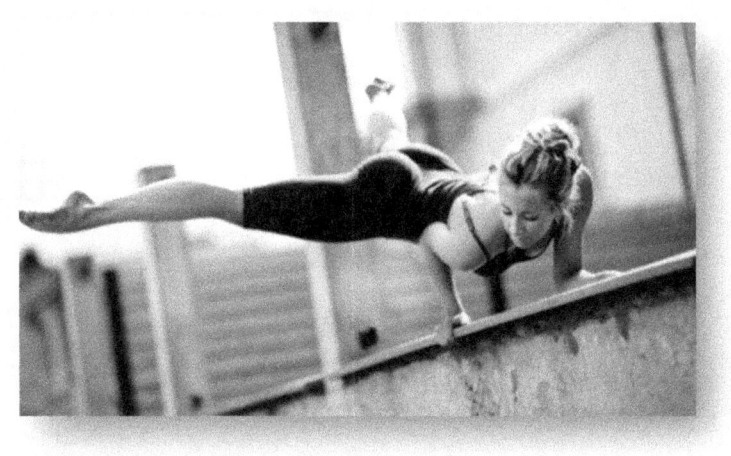

Dans ce chapitre, les exercices suivants sont mentionnés:

1. Pushups large remis *

2. tractions Standard *

3. tractions Incline *

4. Triangle ou diamant tractions *

5. Pull-ups standard *

6. Chest haut pull-ups *

7. Clap pull-ups *

8. Typewriter pull-ups *

9. "L" sit pull-ups *

10. Chin-ups *

11. Burpees *

12. Fentes *

13. fentes de marche *

14. Craquements *

15. Croisillon croque *

16. Side orteil toucher *

17. Side à côté *

18. Sit-ups *

19. Norme Plank tenir *

20. Côté planche attente *

21. Retour élever la jambe planche attente *

22. Jumping Jack ou foulée saute *

23. Inverted "L" hold Toe touche *

24. Squats *

25. squats explosifs *

26. Une jambe squat ou balle squat *

27. Incline jambe attente *

28. Crocodile raise *

29. "L" hold *

30. "V" hold *

31. "L" sit raise *

32. La pleine longueur côté raise *

33. genou rotation à la barre *

34. Essuie-glaces

35. Bar trempettes *

36. Calf raise *

37. barre basculante Haut *

38. Mur poirier *

39. tractions de handstand modifiés *

40. Mur handstand tractions *

41. Muscle ups sur bar *

42. Pont hold *

43. tractions Pont *

44. "L" barre de maintien plonge *

45. Saut de grenouille *

46. Banc crocodile raise *

47. Side élever la jambe *

48. élévation de la jambe avant *

49. Retour élever la jambe *

50. Dragon de drapeau *

Exercices du haut du

corps

---

poussoirs standard ups

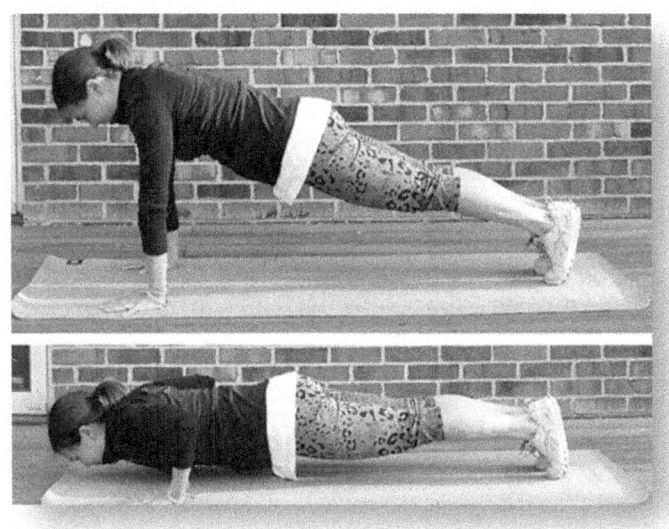

Pushups est une formation de poids corporel efficace que vous pouvez effectuer dans une variété de façons de cibler les différents muscles du corps. tractions standard ciblent principalement la poitrine et les muscles des bras et cibles secondairement muscles du tronc.

Instructions:

* Commencez par tenir position de planche standard en supportant le poids de votre corps sur vos orteils et vos bras (droite)

* Abaisser le haut du corps pour toucher le sol, puis revenir à la position de départ

* Répéter ces exercices 10 à 15 fois pour compléter un

ensemble

Larges Push Ups Handed

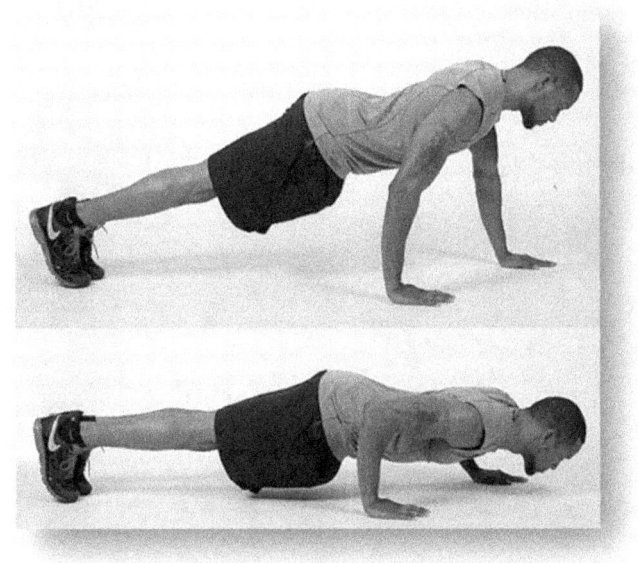

Les variations de tractions non seulement

cibles différentes musculaire du haut du corps,

mais rend également votre séance

d'entraînement efficace. tractions mains larges

ciblent principalement les muscles de votre poitrine. tractions mains larges améliorent votre stabilité et la force musculaire.

Instructions:

* Maintenez la position de planche standard avec vos mains ouvertes plus large que la largeur des épaules

* Soutenez votre corps avec vos mains et les orteils tout en gardant votre colonne vertébrale droite

* Maintenant, déplacez doucement le haut du corps dans la direction vers le bas et après avoir atteint près du sol, revenir à la position de départ en redressant vos mains

* Répéter 10 à 15 rep si vous êtes un débutant ou faire autant de représentants que vous pouvez faire avec facilité si vous êtes un pratiquant avancé

Pushups Incline

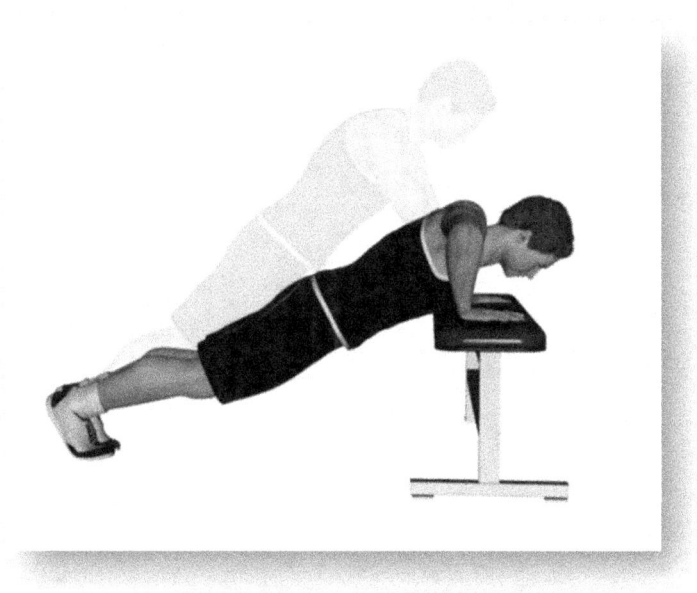

Instructions:

tractions Incline vous fournir plus de soutien pour effectuer cet exercice avec facilité et confort. tractions Incline sont faciles à réaliser lorsque vous placez vos mains sur un haut lieu tout en reposant vos pieds sur un terrain plus faible et sont plus difficiles lorsque vous placez vos mains sur un terrain inférieur tout en reposant vos pieds sur un terrain plus élevé de faire une pente.

diamant Pushups

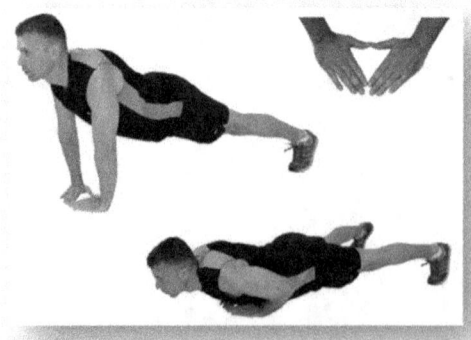

tractions diamant est l'exercice plus difficile qui cible

principalement triceps et nécessite une grande

stabilité et l'endurance musculaire.

Instructions:

* Commencez par tenir position de planche standard

avec vos bras tendus et vos mains en forme de

triangle ou de diamant (joindre le pouce et l'index de

vos deux mains pour faire un diamant)

* Maintenant, déplacez doucement le haut du corps

vers le bas tout en pliant les coudes en sidewise, puis

revenir à la position de départ

* Répéter 10 à 15 répétitions à chaque fois

* Faire au moins 3 jeux

Standard Pull-ups

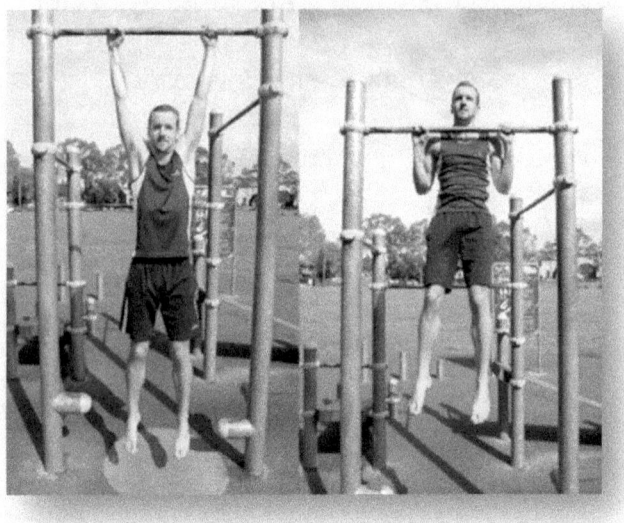

Pull-ups est une forme avancée de gymnastique ou de musculation corps nécessitant plus de pratique adéquat. Pull-ups est effectuée à l'aide de la barre haute. Pull-ups vise principalement le bras, la poitrine, muscles des épaules et grand dorsal.

Mode d'emploi :

* Saisir une haute barre (1-2 pieds de haut au-dessus de votre tête) avec vos deux mains peu plus larges que votre largeur d'épaule

* Votre paume de main doit être en face de votre visage

Pliez les genoux et s'entrecroisent dans les tibias

* Maintenant, soulevez votre corps à toucher vos os de la clavicule (OS qui relie le sternum et omoplate) à la barre et puis ramener à position fixe

* Répétez autant de répétitions que vous pouvez ou

selon votre niveau de forme physique

Répétez les 3 ensembles

Poitrine haute pull-ups

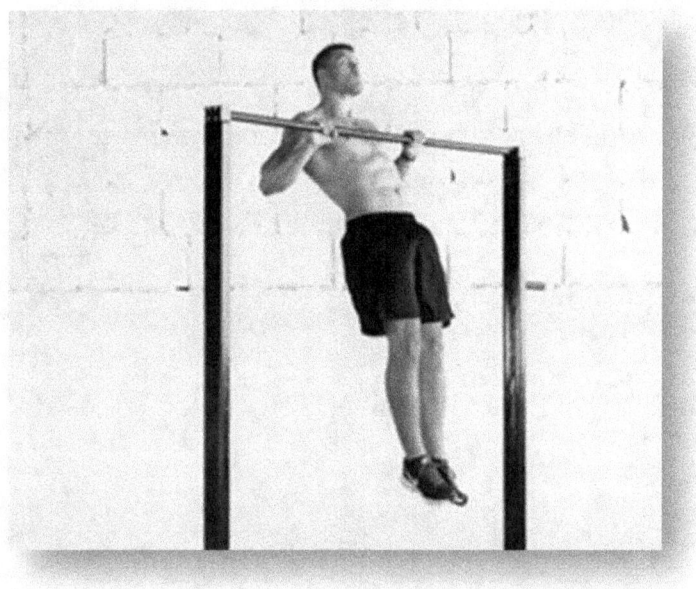

Pull-ups hauts de poitrine sont plus difficiles que pull-ups standards. Cet exercice exercent davantage de stress sur votre poitrine, les bras et les muscles lat.

Mode d'emploi :

* Occuper le même poste de pull-ups standards et toucher l'extrémité de vos muscles de la poitrine à la barre

* Faire 10-15 répétitions ou selon votre niveau de forme physique de chacun

Toutes les 3 ensembles

Pull-ups Clap

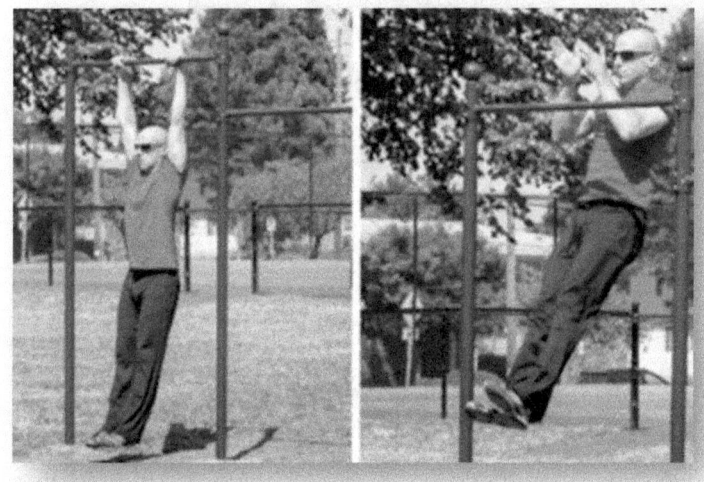

Pull-ups Clap est l'exercice plus difficile que les tractions hautes norme et à la poitrine.

Mode d'emploi :

* Tenir position de pull-ups standard

* Relevez votre corps avec toute votre force, clap rapidement avec les deux mains en remontant et saisir la barre encore une fois avant de descendre

* Éviter les secousses et swing tout en effectuant clap pull-ups

* Faire 8 à 12 répétitions ou représentants autant que vous peuvent en toute simplicité

* Éviter le clap tractions si vous cou souche, retour des douleurs, des douleurs musculaires sévères douleurs et de l'épaule

Machine à écrire pull-ups ou Archer pull-ups

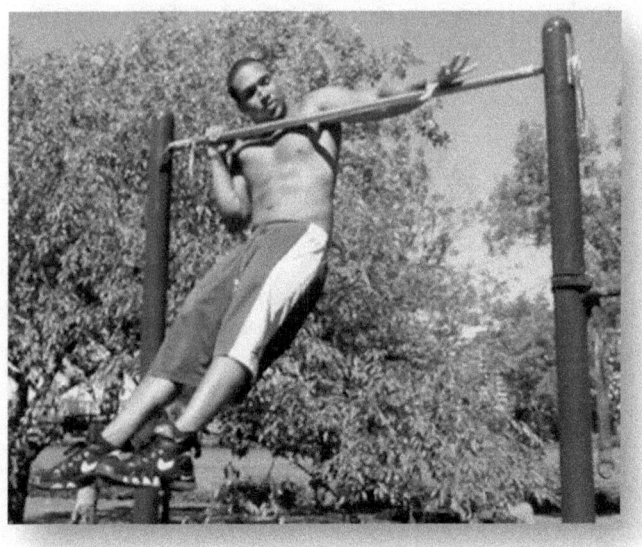

Tractions de machine à écrire est la forme la plus difficile des tractions comparativement à la norme tractions, tractions forte poitrine et clap pull-ups.

Mode d'emploi :

* Tenir tractions position tout en tenant la barre haute

* Tirer tout votre corps vers le haut et légèrement toucher votre poitrine à la barre

* Maintenant, fermement tenir la barre avec la main droite et faites glisser votre gauche parallèle à la barre en l'étendant au-dessus de la barre

* Faire la même chose pour l'autre main tenant la barre avec la main gauche et en le faisant glisser de votre main droite

* Faire des répétitions maximales de chaque ensemble

* Assortiments de trois ou quatre

« L » Sit pull-ups

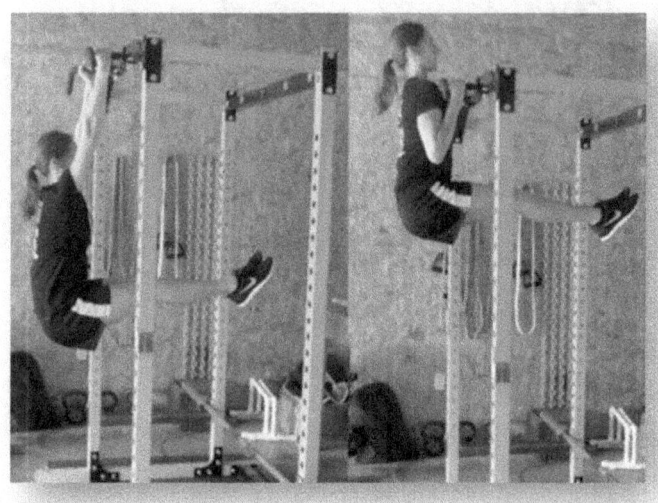

Tractions sit « L » est une technique d'avance est également utilisée dans les tractions à la barre de tractions. Cet étonnant exercice cible plusieurs muscles de haut du corps incluant les muscles abdominaux de base.

Mode d'emploi :

* Saisir la barre haute avec vos deux mains largeur des épaules comme au pull-ups standards

* Sensibiliser les deux genoux afin de rendre « L » tenir et faire les mêmes pull-ups

* Faire autant de répétitions que vous pouvez en toute simplicité

Répétez les cet exercice en trois groupes séparés par des périodes de récupération de 10 à 20 secondes

Muscle up

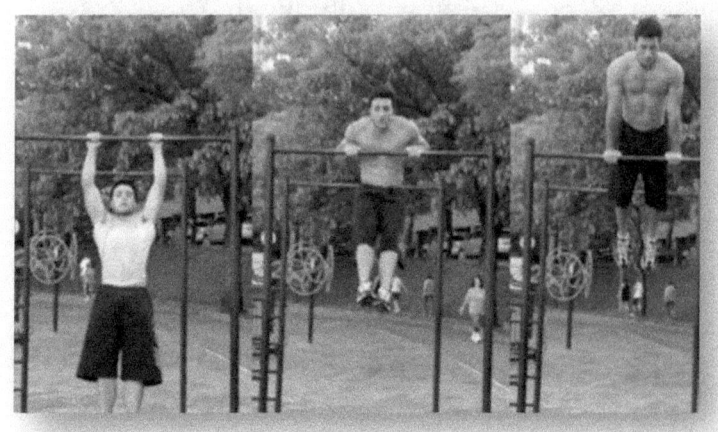

Muscle up est une avance pour des tractions.

Mode d'emploi :

* Saisir la barre avec les mains peu plus larges que votre largeur d'épaule

* Faire une traction standard et élever votre corps au-dessus de la barre comme en creux en redressant vos deux bras

* Doucement revenir à la position de départ

* Faire autant de répétitions que vous pouvez

* Si vous êtes un débutant, puis démarrer cet exercice en se tenant debout sur le sol et saut deux pieds pour atteindre la position de trempettes

Tractions à la barre

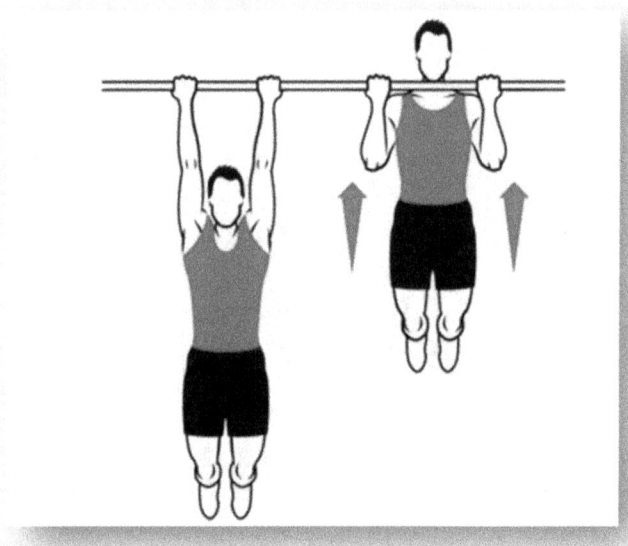

Tractions à la barre est un exercice étonnant qui vise principalement le biceps et secondairement cible les muscles de la poitrine.

Mode d'emploi :

* Saisir la barre haute avec vos deux mains avec vos mains la largeur des épaules apart ou moins large que votre largeur d'épaule

* Gardez vos paumes de main vers votre visage

* Tirer sur votre corps pour amener le menton plus proche à la barre et ensuite revenir à la position de départ

* Faire 10 à 12 répétitions ou selon votre niveau de forme physique

Burpees

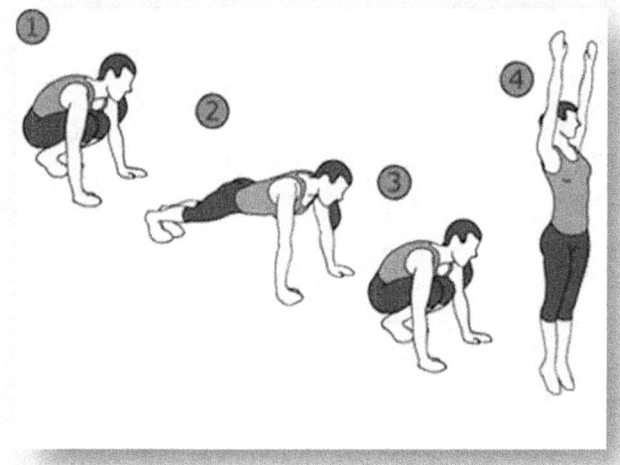

Un exercice de poids corporel et est connu comme sic comte corps musculation qui engage tous nos muscles du corps à brûler des calories supplémentaires, pour maintenir la force et l'endurance.

Mode d'emploi :

* Commencer par la tenue de position accroupie en posant vos mains de chaque côté

* Assis sur vos pieds en posant vos mains sur le sol devant vous

* Saut les deux pieds arrière pour tenir position enfoncement et faire un enfoncement

* Saut que les deux pieds arrière en vers vos mains pour retenir à nouveau position accroupie

* Saut de position accroupie tout en élevant les deux mains au-dessus de votre tête

* Faire 10 à 12 répétitions ou représentants autant que vous peuvent faire avec facilité

Mouvements brusques

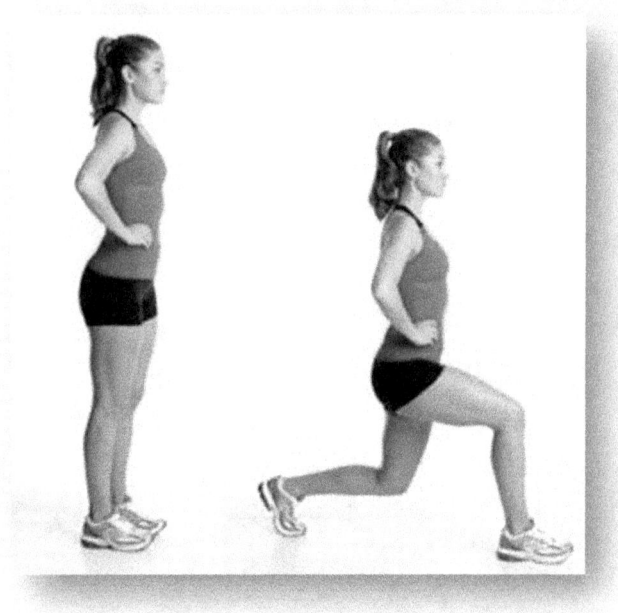

Mouvements brusques est un exercice efficace qui cible principalement les muscles du bas du corps et secondairement cible les muscles abdominaux de base.

* Stand directement avec votre un pied dehors (les uns des autres)

* Reposer vos mains sur vos côtés (à partir des os du bassin)

* Étape un pied vers l'avant tout en faisant l'angle de 90 degrés entre votre cuisse et de mollet et de garder la jambe arrière

* Essayez de garder la jambe arrière droite (facultatif ou non nécessaire), mais ne pas déplacer votre pied en arrière tout en transmettant votre un pied

* Maintenant revenir à la position, puis avancée de

départ avec votre autre pied

* Faire 15 à 20 répétitions avec chaque jambe

Répétez les trois fois

Marche des mouvements brusques

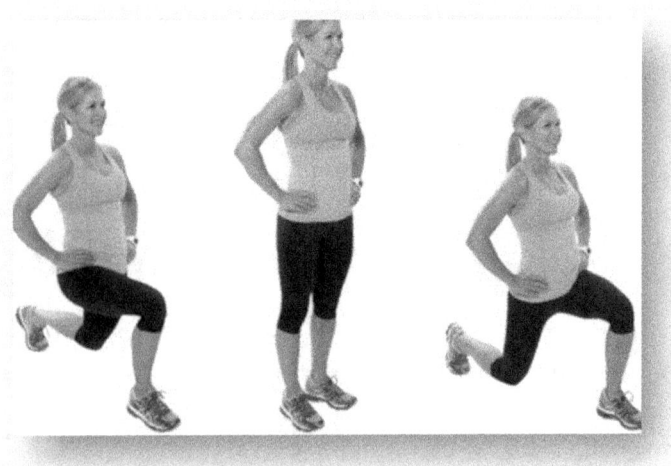

Marche de mouvements brusques exercent un

stress supplémentaire sur les muscles impliqués

dans cet exercice.

Mode d'emploi :

* Stand directement avec vos pieds largeur des
épaules apart

* Pas votre pied droit vers l'avant et en tirant la
jambe arrière vers l'avant, puis maintenez la
position de départ au lieu d'aller en arrière

* Répéter en renforçant votre gauche le pied vers
l'avant et continuer à marcher dans ce style pour
les étapes de 10 à 20 pour les deux jambs

Exercices de

gymnastique de base

Croque

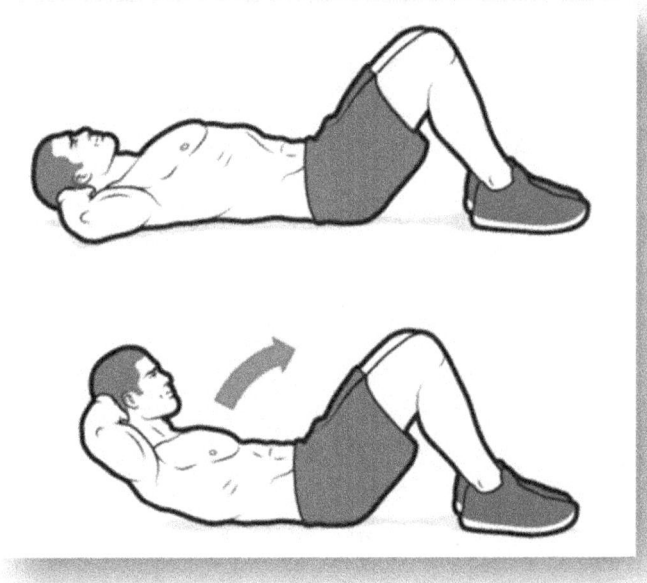

Crunch est un exercice impressionnant qui vise principalement les muscles du tronc abdominale.

Mode d'emploi :

* Lei vers le bas sur le dos, les genoux fléchis et vos pieds à plat sur le sol

* Reposer les deux mains sur l'arrière de votre tête sans entrelacement vos doigts pour éviter la douleur au cou

* Déplacez votre buste vers vos genoux sans bouger le bas du corps et de revenir à la position de départ

* Faire 15 à 20 répétitions ou selon votre niveau de forme physique de remplir un

Toutes les 3 ensembles

S'entrecroisent dans croque

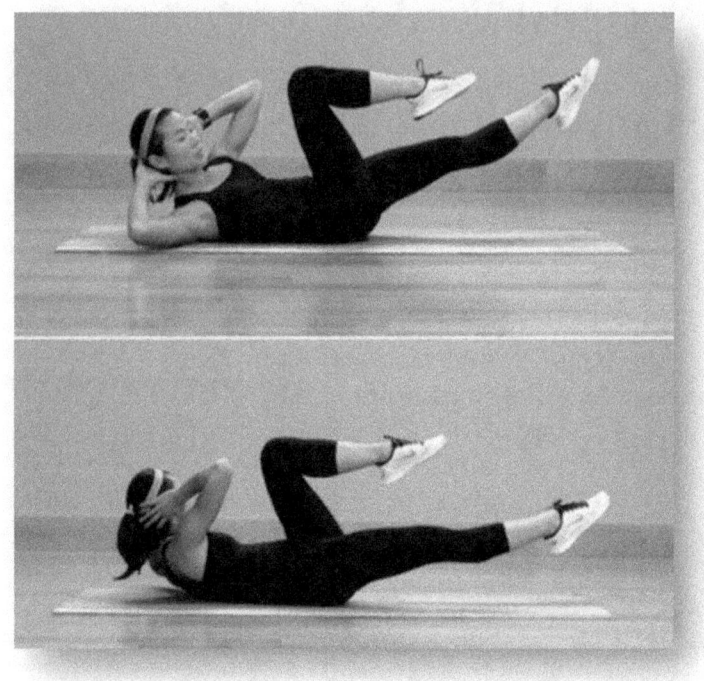

Croque entrecroisé est une forme avancée de croque standard.

Mode d'emploi :

* Attente standard croque positionner les pieds a décollé du sol

* Reposer les deux mains derrière votre tête

* Toucher votre genou droit à votre coude gauche tout en étirant votre jambe gauche droite et puis replacez votre genou droit

* Maintenant, étirez votre jambe droite droite et toucher le genou gauche à votre coude droit

* En permanence Répétez cet exercice pendant 30 à 40 secondes terminer un jeu

Toutes les 3 ensembles

Côté orteil touchant

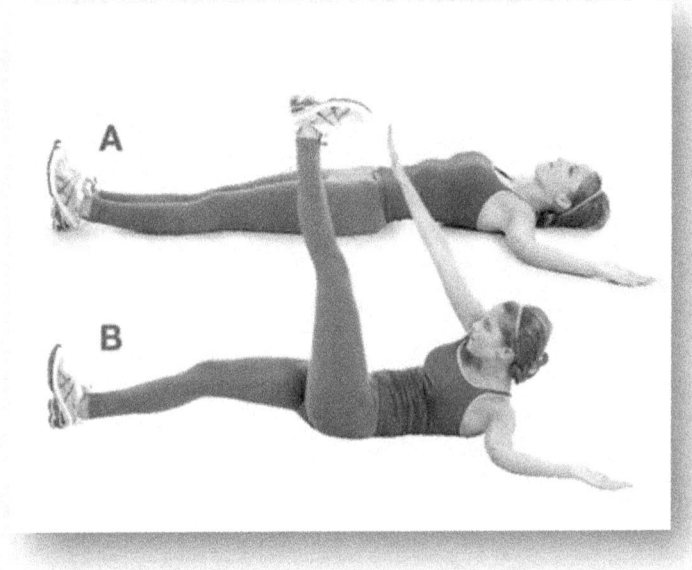

Pleine longueur côté orteil touchant, c'est une stabilité core et core renforcement exercice qui cible principalement les muscles obliques internes et externes.

Mode d'emploi :

* Ensuite, sur votre droite (ne pas allonger complètement sur le dos, se trouvent sur l'un de vos côtés au lieu de cela)

* Reposer votre bras droit à plat sur le sol et pliez ce bras vers votre ventre pour équilibrer votre corps tout en exécutant côté orteil touchant

* Levez la main gauche au-dessus de votre tête dans la direction diagonale

* Lever les deux jambes latéralement et le haut du corps en même temps à toucher vos orteils avec votre main levée (essayez de faire une prise de « V »)

* Soutenir votre corps tout entier avec vos hanches tout en forme de « V »

* Maintenant, rapidement revenir à la position initiale et Répétez cet exercice 15 à 20 fois

* Faire le même exercice pour l'autre côté

Planche standard Hold

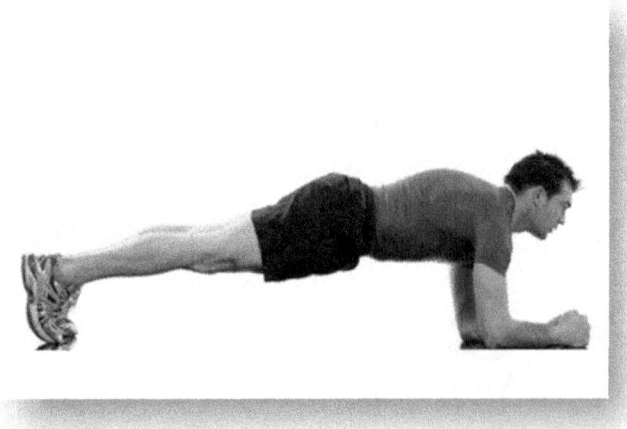

Planche standard cale renforce et écuries vos muscles du tronc.

Mode d'emploi :

* Occupent des postes de pompes tout en soutenant votre corps tout entier avec vos orteils et vos avant-bras à plat sur le sol

* Gardez votre colonne vertébrale droite et votre cou en regardant horizontalement

* Maintenez cette position aussi longtemps que vous pouvez

* Reposer pendant 10 à 15 secondes et recommencez

* Répétez cet exercice 3 fois

Côté planche Hold

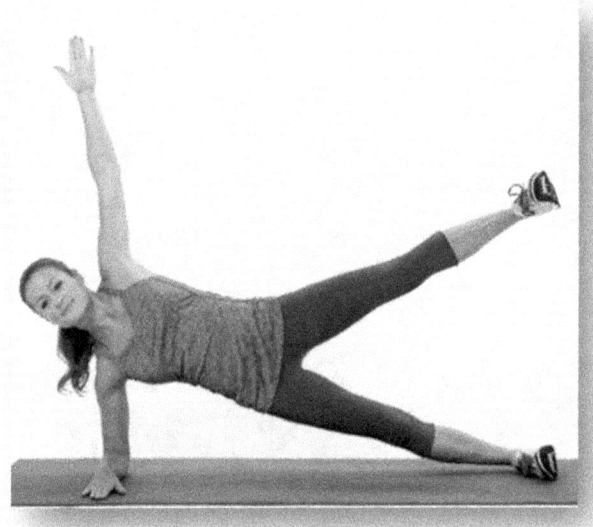

Planche de côté détiennent principalement des cibles secondaires des muscles abdominaux.

Mode d'emploi :

* Hold planche standard sur fond rembourré

* Déplacez votre corps latéralement tout en soulevant votre main droite et la jambe latéralement

* Soutenir tout votre corps sur votre avant-bras gauche et le pied gauche

* Maintenez cette position aussi longtemps que vous pouvez en toute simplicité

* Faire le même exercice pour les deux jambes d'un ensemble complet

Toutes les 2 à 3 séries

Patte arrière relance Plank

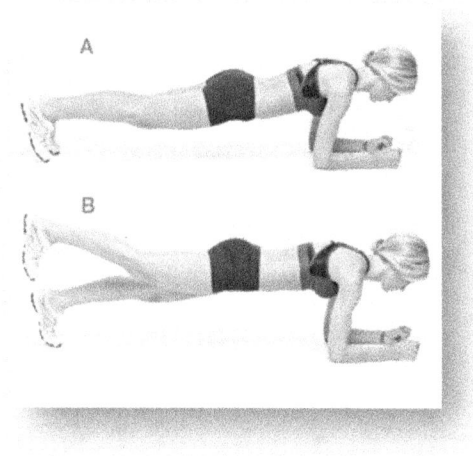

Mode d'emploi :

* Planche standard hold

* doucement lever votre jambe droite au-dessus du sol (aussi haut que possible avec la facilité et de confort)

* Maintenez cette position aussi longtemps que vous pouvez

* Faire cette attente pour l'autre jambe compléter un jeu

* Assortiments de deux ou trois

Cercles de genou

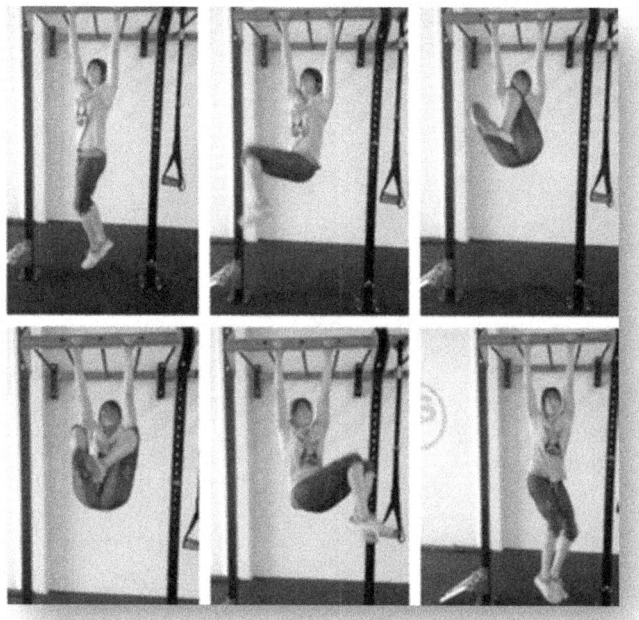

Cercles de genou est un noyau de poids de corps renforcement exercice qui vise principalement les abdominaux (ventre avant et latéraux) muscles.

Instruction :

* Saisir la barre haute avec votre largeur des épaules mains

* Fléchissez les deux genoux ensemble et faire un cercle avec vos genoux en les faisant tourner de gauche à droite et vice versa

* Gardez votre dos droit

* Déplacer vos genoux en direction tant dans le sens horaire et anti-horaire, max reps

* Reposer pendant 20 secondes et puis démarrez le jeu suivant

Toutes les 3 ensembles

Maintenez « L »

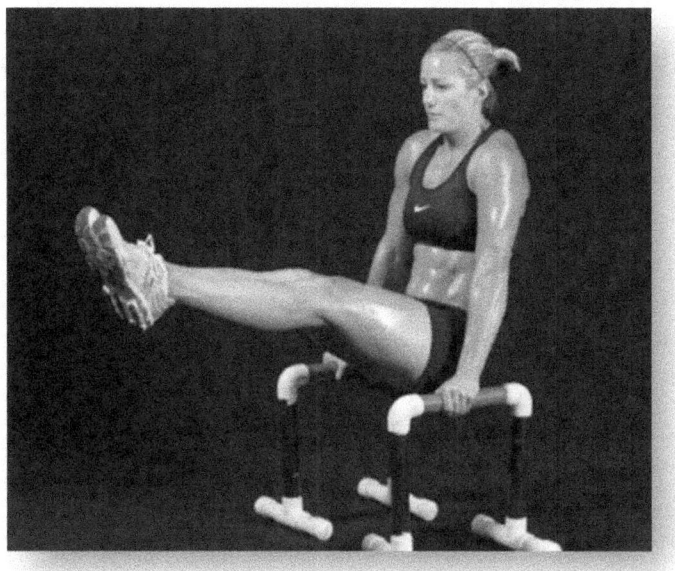

Maintenez « L » est un exercice de base efficace qui
cible les muscles du tronc et les muscles du haut du
corps aussi bien.

Mode d'emploi :

* Saisir les deux barres d'une barre parallèle en se tenant debout entre les barres

* Soulever du sol de vos deux jambes et conservez-les tout droit tout en ange de 90 degrés entre vos jambes et le ventre

* Maintenant, soulevez doucement votre corps tout entier du siège en redressant vos mains tout en gardant votre corps en forme de « L »

* Maintenez cette position aussi longtemps que vous le pouvez, ou selon votre niveau de forme physique

* Répétez cet exercice 3 à 4 fois

« V » Hold

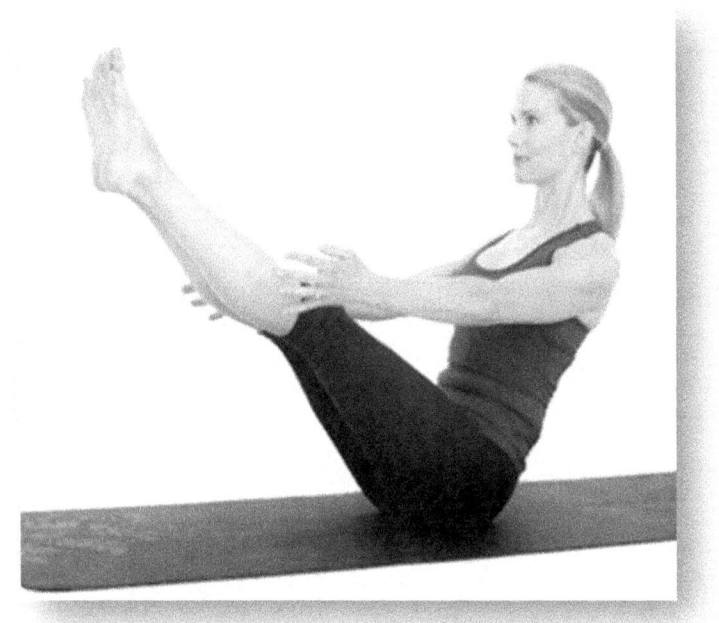

Core un autre exercice qui peut être effectuée sans exercer de matériel de renforcement.

Mode d'emploi :

* Commencer par mentir sur vos hanches sur le terrain (sol rembourré) avec votre coude genoux et les pieds à plat sur le sol

* Croisez vos mains sur votre poitrine et allongez les directement les deux jambes dans la direction diagonale afin de faire une forme de « V » de votre corps

* Soutenir tout votre corps sur vos hanches et garder votre colonne vertébrale droite en maintenant cette position

* Tenir aussi longtemps que vous pouvez

* Reste pendant 10 secondes après chaque cale

* Répétez cet exercice trois ou quatre fois

Côté à l'autre

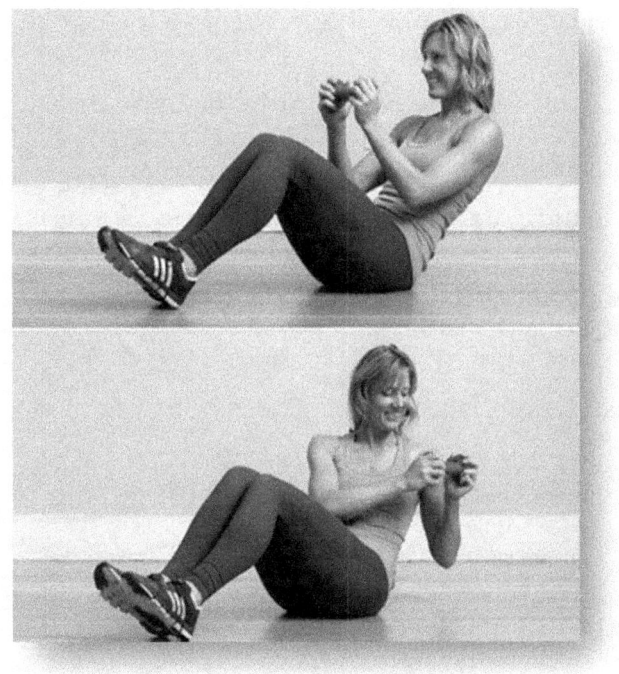

Un noyau renforcement exercice qui cible principalement les muscles obliques.

Mode d'emploi :

* Assis sur vos hanches avec vos genoux pliés et les pieds sur le sol

* Faire une forme de « V » s'asseoir comme en sit-ups et soulever vos deux pieds environ de 10 à 15 pouces du sol (vous pouvez traverser vos mollets) tout en soutenant l'ensemble du corps sur les hanches

* Un peu maigre dos tout en gardant votre colonne vertébrale droite afin d'éviter les maux de dos

* Maintenant, entrelacer les doigts des deux mains et déplacez-les vers les côtés droite et gauche

* Essayez de redresser vos mains à des positions extrêmes gauche et droite

* Ne pas déplacer votre poitrine tout en effectuant à côté

Toutes les 3 séries avec répétitions maximales

Pleine longueur « L » Sit soulever

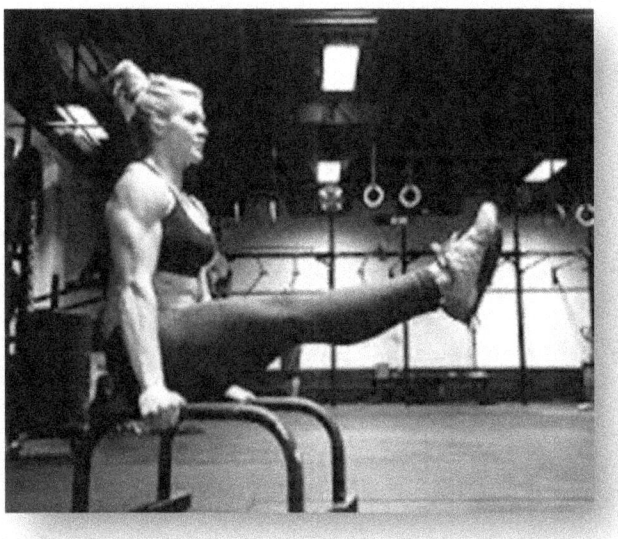

Un noyau de renforcer l'exercice améliore les muscles du tronc abdominale qui exerce une contrainte peu sur les muscles de hanche.

Mode d'emploi :

* Tenez la barre haute avec vos deux mains épaule

largeur des épaules

* Redressez votre corps entier et soulevez vos jambes

vers le haut afin de toucher la barre au-dessus de

votre tête

* Maintenant, déplacez doucement vos jambes vers la

position de départ sans les pliant

* Faire autant de répétitions que vous pouvez pour un

ensemble complet

* Récupérer votre endurance pendant 10 à 15

secondes

* Faire 3 séries

Pleine longueur côté soulever

Toute la longueur est un autre noyau renforcement

exercice effectué sur une barre de traction pour

améliorer le côté ventre muscles ou les muscles

obliques.

Mode d'emploi :

* Tenir position de traction sur une barre de traction

* Gardez votre corps droit et déplacez doucement les deux jambes vers la droite (en diagonale) plus élevé que vous pouvez faire sans ressentir aucune douleur (essayez de toucher la barre fixée au sol ou perpendiculaire au sol)

* De manière progressive, déplacer les deux jambes ensemble retour à la position de départ

* Maintenant, déplacer vos jambes ensemble vers le côté gauche pour compléter un rep

* Faire 10 à 15 répétitions dans chaque série

* 3 t 4 assortiments

La gymnastique

suédoise du corps

inférieure

Calf Raise

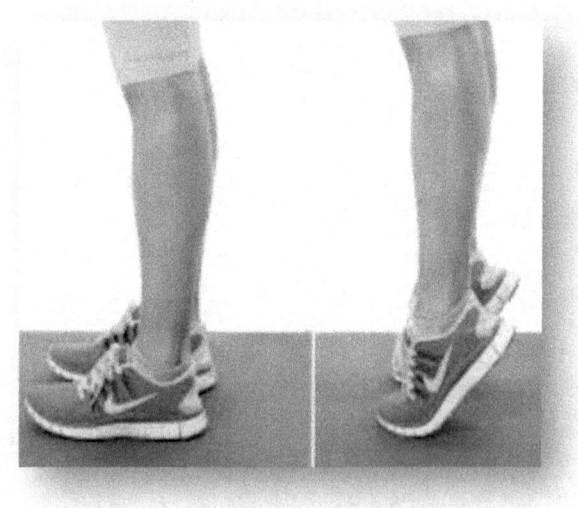

Relance de veau est un exercice efficace pour les muscles du mollet. Elle est aussi pratiquée pour améliorer le saut vertical dans différents sports.

Mode d'emploi :

* Stand directement sur une boîte ou dans l'escalier en posant vos orteils sur le bord d'une marche d'escalier

* Reposer vos mains sur le mur ou quelque chose d'autre pour assurer un équilibre approprié

* Soulevez doucement votre corps sur vos orteils aussi hauts que possible et ensuite revenir à la position de départ

* Faire autant de répétitions que vous pouvez faire dans un ensemble

Toutes les 3 à 4

Squats

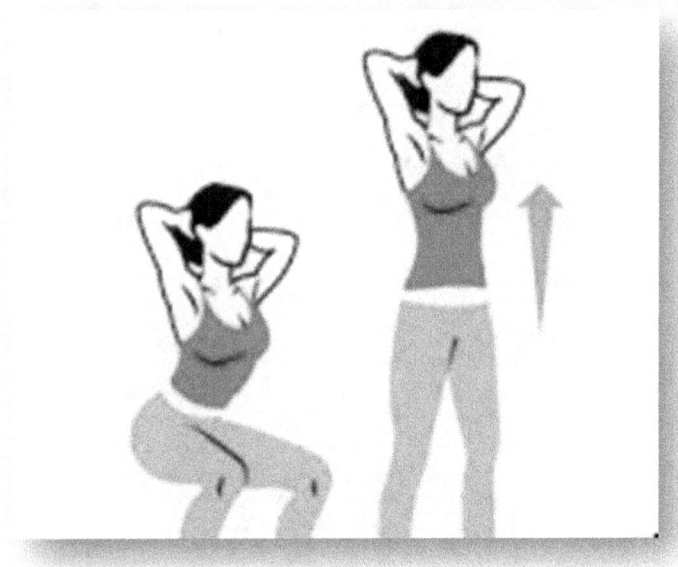

Squats est un exercice merveilleux corps à brûler plus de calories et d'améliorer les muscles du bas du corps. Cet étonnant exercice devrait être ajouté dans votre entraînement perte warm-up ou de poids.

Mode d'emploi :

* Se tenir tout droit avec vos pieds un peu plus larges que devrait largeur

* Reposer vos mains derrière votre tête

* Déplacez votre corps vers le bas pour tenir position accroupie pliés vos genoux (essayez de plier vos genoux à angle de 90 degrés entre vos mollets et les cuisses) tout en étendant les hanches en arrière

* Ne pas se pencher le buste vers l'avant ou vers l'arrière pour effectuer exactement cet exercice

* Faire des répétitions maximales de chaque ensemble

Toutes les 3 à 4

Squats explosifs

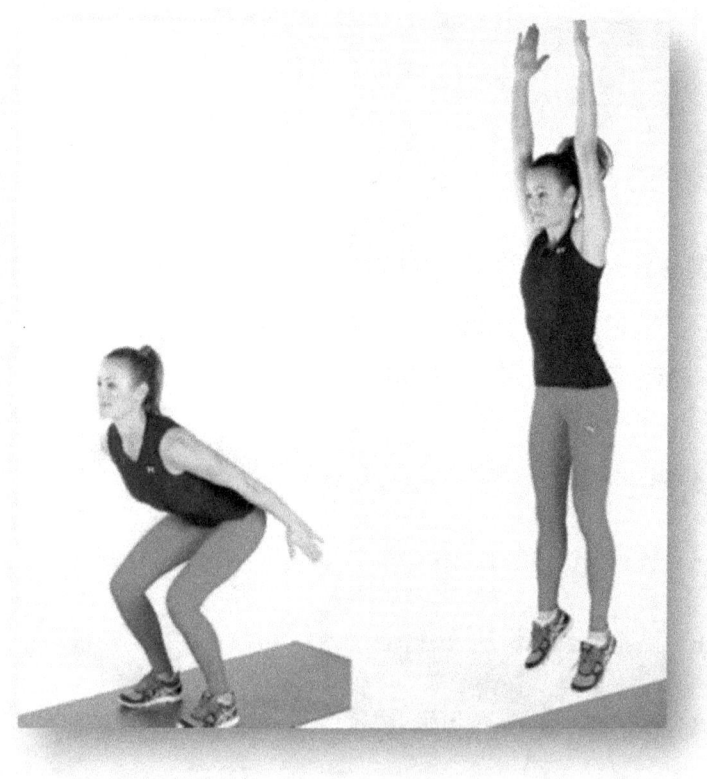

Squats explosifs sont la forme avancée des squats standards. Cet exercice exerce un stress supplémentaire sur vos muscles du bas du corps et les muscles du tronc ainsi.

Mode d'emploi :

* Détenir une position accroupie standard avec vos mains droites à vos côtés

* Maintenant, passer de la position de flexion et essayez de toucher vos genoux à la poitrine et de la terre en position accroupie à nouveau

* Faire autant de répétitions que vous pouvez faire avec facilité et l'endurance dans chaque jeu

Toutes les 3 ensembles

Squat de la balle ou le Squat une jambe

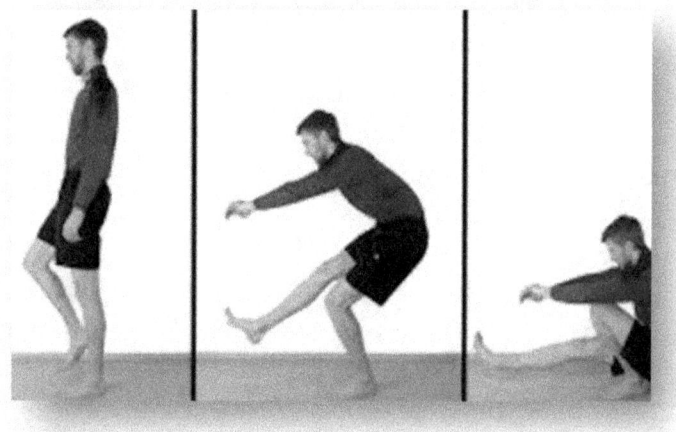

Un squat plus difficile exercice que de norme et saut de squats.

Mode d'emploi :

* Se tenir tout droit avec vos jambes largeur épaule

* Maintenant, déplacer vers le bas en position assise, tout en pliant une jambe et lisser votre autre jambe devant vous

* Revenir à la position initiale et Répétez cet

exercice selon votre niveau de forme physique

* Répéter trois séries

La gymnastique

suédoise complet du

corps

Cale de pont

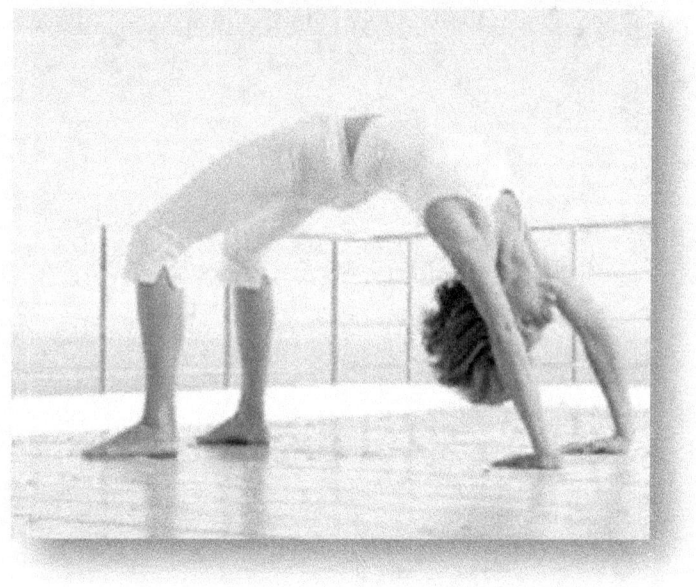

Pont de tenir est un exercice pratiqué dans la gymnastique et les arts martiaux pour améliorer la flexibilité du haut du corps.

Mode d'emploi :

* D'abord allongé sur le dos sur un sol rembourré avec vos genoux pliés et pieds à plat sur le sol

* Reposer les mains près des oreilles en faisant face à vos doigts des deux mains vers vos épaules et vos coudes skywards

* Emparez-vous fermement le sol avec vos pieds et mains

* Maintenant, soulevez le haut du corps du sol pour faire une courbe ou un pont poser en redressant vos coudes

* Essayez de ne pas déplacer vos mains et vos pieds tout en maintenant cette position

* Maintenez pendant 10 à 15 secondes à chaque fois

* Reposer pendant 5 à 10 secondes et puis faire à nouveau

* Répétez cette attente trois fois

Pompes de pont

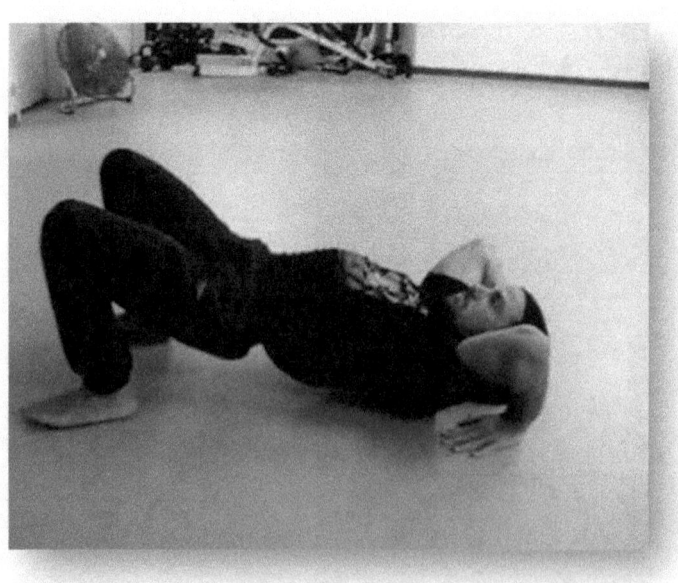

Pompes de pont est une technique avancée de pont qui exerce tress supplémentaire sur les muscles des bras.

Mode d'emploi :

* Maintenez la position du chevalet pendant que vous soulevez votre corps dans une position de pont

* Maintenant, déplacer vos épaules vers le bas tout en pliant les coudes (apportez votre tête plus près du sol) sans déplacer vos genoux

* Faire des pompes autant que vous le pouvez dans chaque jeu

Toutes les 3 ensembles

ATR de mur

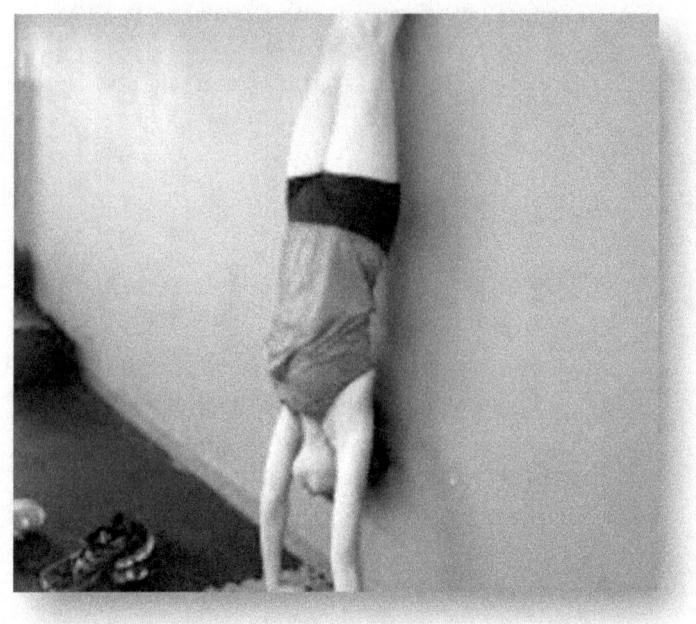

ATR est un impressionnant et entraînement de musculation efficace corps réalisée généralement en gymnastique. ATR de mur est une formation d'appui renversé de débutant.

Mode d'emploi :

* Commencer par se tenant près d'un mur

* Tenez renversé (tête en bas) avec vos mains sur le sol et les pieds reposant sur un mur afin de supporter votre appui renversé

* Essayez de garder vos bras, la colonne vertébrale et le cou tout en maintenant cette position

* Tenez cette position aussi longtemps que vous pouvez

Mur Handstand Pushups

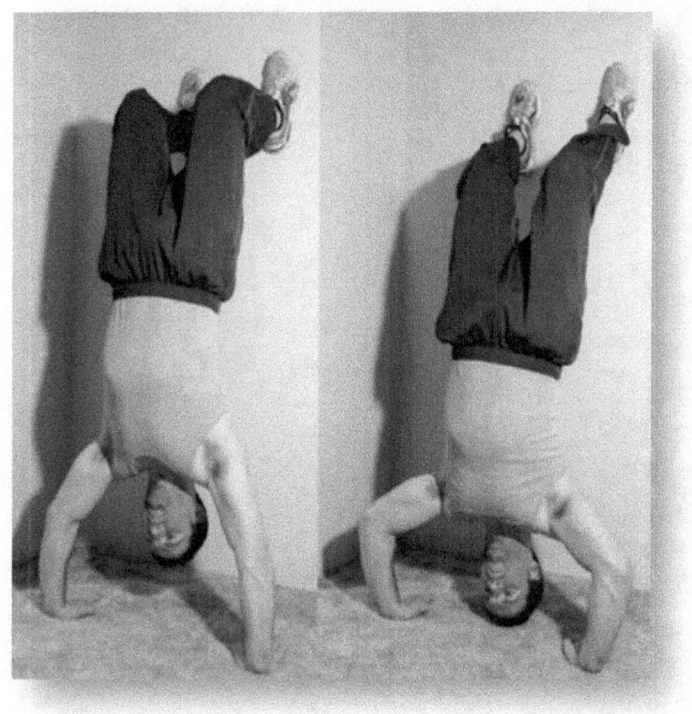

Pompes d'ATR de mur est une technique d'avance des ATR de mur.

Mode d'emploi :

* Tenir l'appui renversé mur tout en soutenant votre corps

* Faire des pompes en pliant les coudes et en gardant votre colonne vertébrale droite

* Appuyer vos pompes avec les pieds avec le mur

* Faire 10 à 15 pompes ou autant que vous pouvez le faire en toute simplicité

Mis à jour le Handstand Pushups

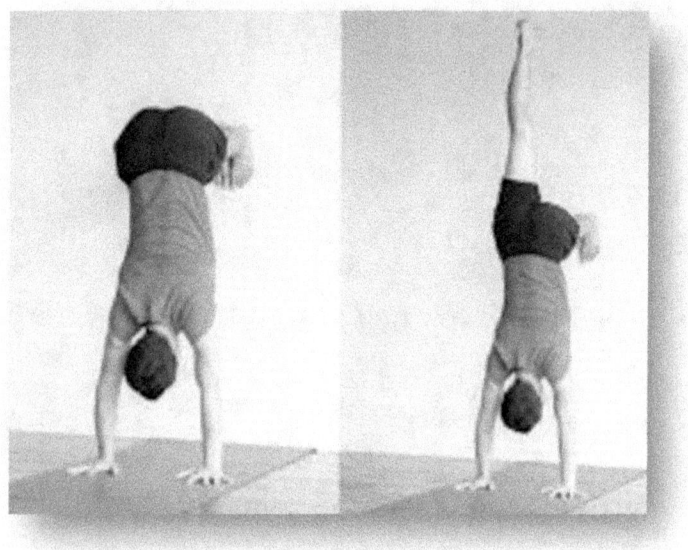

Mis à jour le Poirier pompes est une bonne initiative
d'appui renversé standard.

Mode d'emploi :

* Démarrer en tenant renversé de mur avec les mains
sur le sol et vos pieds avec le mur

* Plier vos hanches tout en gardant vos genoux et vos
bras droit tout en angle de 90 degrés entre vos cuisses
et le ventre

* Maintenant, faire des pompes de 10 à 15 dans cette

position

* Reposer pendant 10 à 15 secondes

Toutes les 3 à 4

Barre Dips

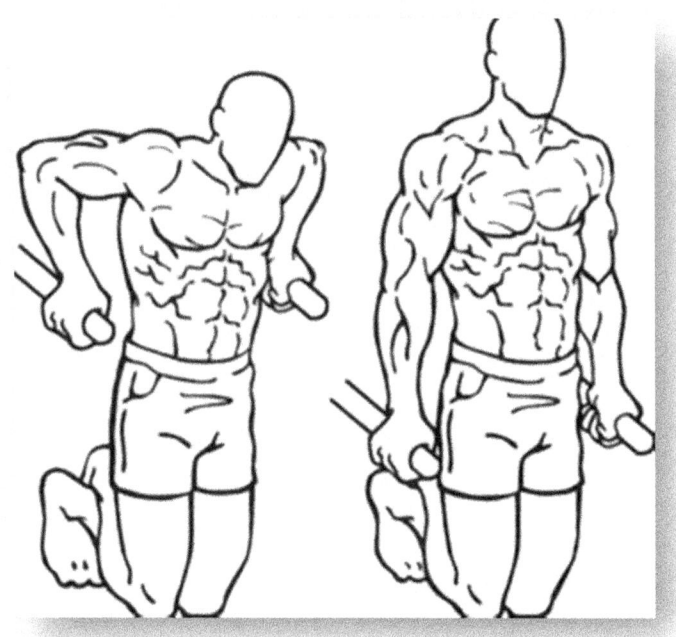

Cet exercice de poids de corps est une partie essentielle de la gymnastique et gymnastique qui cible principalement les muscles du haut du corps.

Mode d'emploi :

* Stand entre les barres parallèles et à saisir les barres avec les deux mains

* Soulever votre corps du sol en redressant tes bras Pliez les genoux et les croix

* Maintenant, abaisser votre corps en pliant les bras à une distance d'où vous pouvez facilement déplacer vers le haut à la position de départ pour compléter un rep

* Faire 12 à 15 répétitions dans chaque série

Toutes les 3 à 4

« L » Hold barre Dips

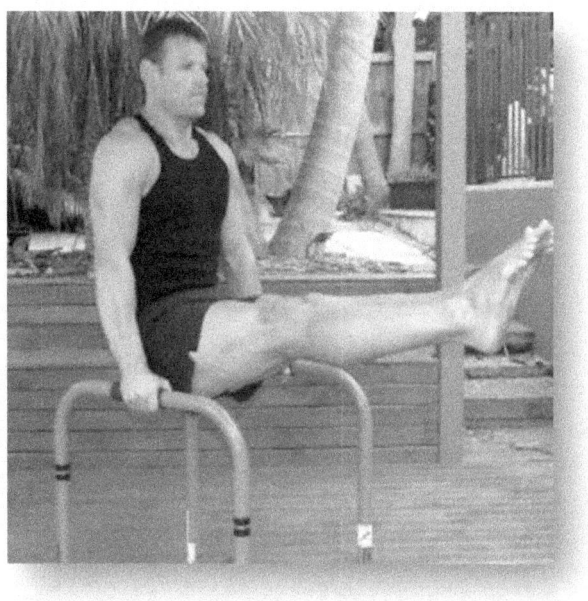

« L » tenir bar trempettes étant une technique avancée de bar trempettes que non seulement les muscles du corps supérieur de cibles, mais également cibler les muscles abdominaux de base.

Mode d'emploi :

* Tenir qu'un bâton plonge position pendant que vous

soulevez votre corps du sol

* Relever vos jambes pour faire un angle de 90 degrés

entre vos jambes et l'abdomen

* Maintenant, abaissez et soulevez votre corps en pliant et en redressant votre bras respectivement pour compléter un rep

* Faire au moins 12 à 15 répétitions

* Répétez cet exercice 3 à 4 fois

High Bar balançoires

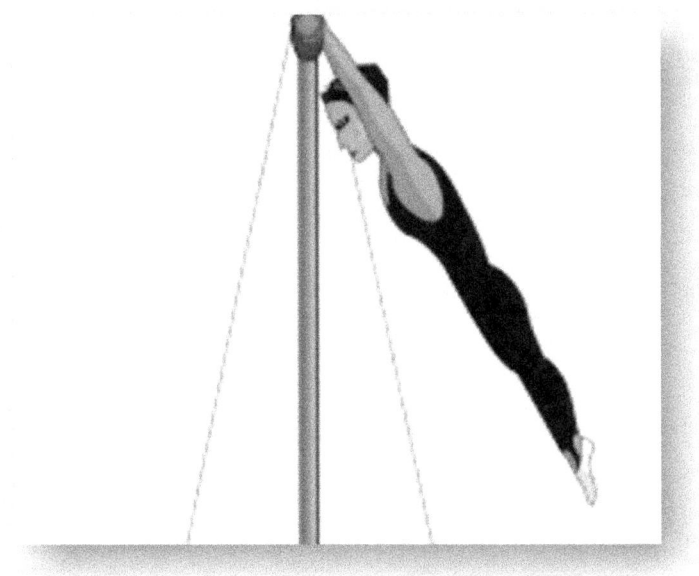

En gymnastique et gymnastique suédoise, partie supérieure du corps y compris la stabilité et ses principaux atouts est la clé du progrès. Barre haute balançoires renforcent les muscles du haut du corps.

Instruction :

* Tenez la barre haute avec vos mains la largeur des épaules apart

* Gardez vos deux jambes droites et rapprochées

* Attacher une corde autour de votre poignet et la barre pour éviter de tomber tout en se balançant sur la barre

* Maintenant, branler un peu se pour bouger tout votre corps en arrière comme une balançoire

Contrôle de votre mouvement avec l'aide de vos

mains

* Ne pas plier vos bras tout en balançant pour éviter

toute blessure

* Swing avec vos jambes pour un meilleur swing

comme un athlète

« L » inversé tenir orteil touchant

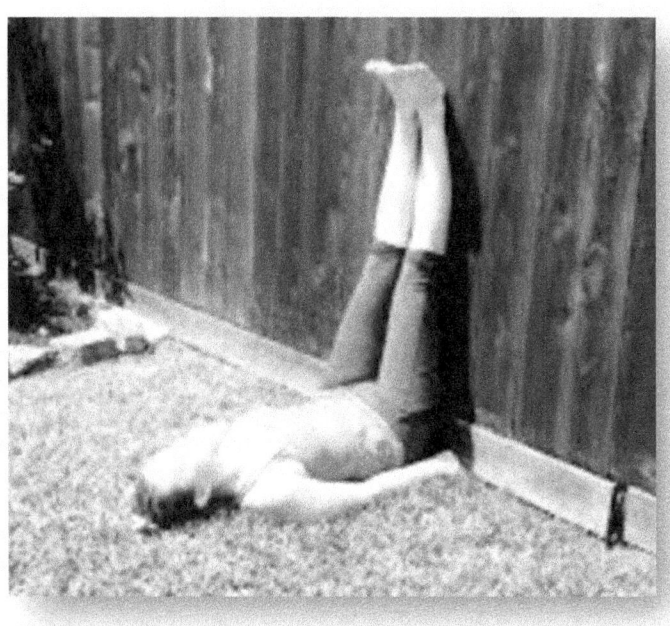

« L » inversé cale pieds toucher est un noyau

renforcement exercice qui cible les muscles

abdominaux de base.

Mode d'emploi :

* D'abord allongé sur le dos

* Sensibiliser vos deux jambes vers le ciel afin de faire

une forme telle que « L »

* Maintenant, soulevez le haut du corps vers le haut

pour toucher vos orteils avec vos mains tout en

gardant les jambes droites et puis rapidement revenir

à la position de départ

Toutes les une sertie de répétitions maximales

Toutes les 3 ensembles

Grenouille qui saute

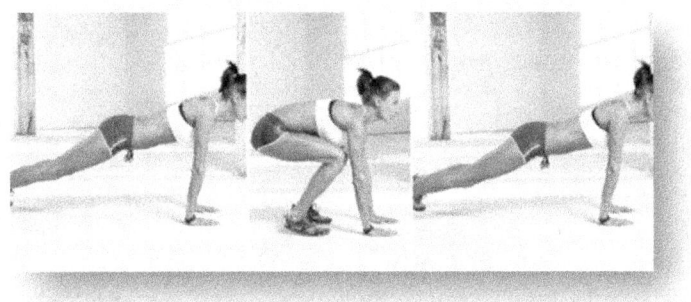

Un exercice de poids de corps qui vise principalement

les muscles du corps inférieurs surtout des cuisses.

Mode d'emploi :

* Commencez par assis sur vos pieds avec vos mains

sur le dos

* Placer l'un main avec l'autre

* Maintenant, commencer à modérément sautant et

aller de l'avant

* Ne sont pas complètement tout en sautant (essayez

de garder votre saut pas plus d'un pied de haut)

* Passer de 10 à 15 étapes vers l'avant de chaque

ensemble ou selon votre niveau de forme physique

Toutes les 3 ensembles

Relance de crocodile

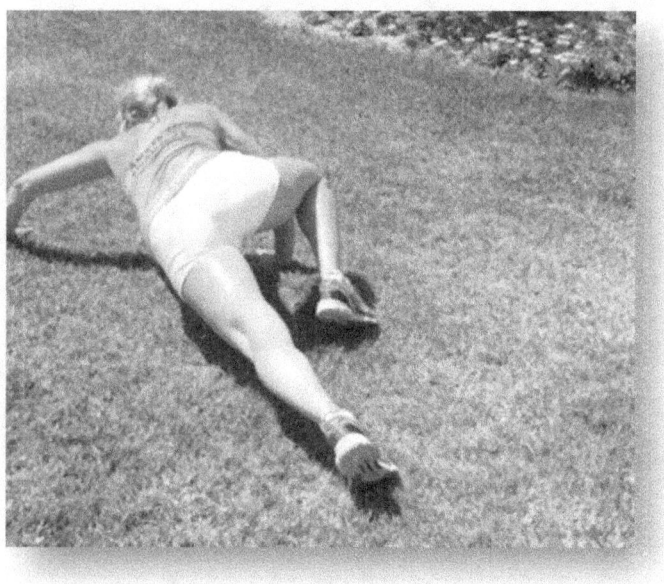

Un grand coeur qui brûle les graisses abdominales

supplémentaire, non seulement mais aussi renforce

les muscles du tronc et façonnent aussi bien.

Mode d'emploi :

* Mentir sur votre ventre avec les mains près de vos hanches et vos paumes de main plat sur le sol en faisant face à vos doigts vers le haut du corps

* Assemblez vos deux pieds et soulever le haut du corps sans bouger le bas du corps de bassin en redressant votre bras (comme un crocodile)

* Maintenez cette position pendant 10 à 15 secondes à chaque fois

Répétez les trois fois

Banc Crocodile Raise

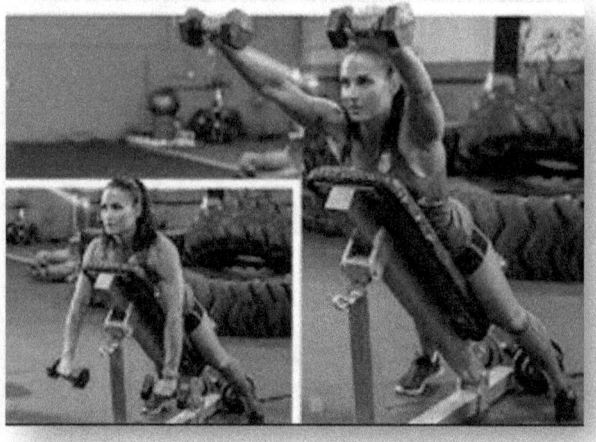

Banc crocodile relance est une forme avancée de crocodile relance. Cet exercice fascinant est effectué sur un banc pour exercer un stress supplémentaire sur les muscles du dos.

Mode d'emploi :

* S'allonger sur un banc sur le ventre avec le bas du corps sur le banc et le haut du corps dans l'air

* Utiliser quelque chose d'ancrer les pieds pour prendre en charge votre relance de crocodile (vous pouvez demander à votre ami pour tenir vos pieds fermement à vous soutenir)

* Reposer les deux mains sur le dos

* Soulever le haut du corps de la même façon crocodile standard relance

* Maintenez cette position pendant 2 secondes et puis revenir à la position de départ pour compléter un rep

* Faire 8 à 10 répétitions

* Répétez cet exercice pas plus de deux fois pour éviter l'entorse lombaire, la douleur et du cou

* Vous pouvez utiliser le banc hyperextension ou un banc simple séance (séance simple banc est plus difficile que banc hyperextension)

Mis à jour le Zu-bu position

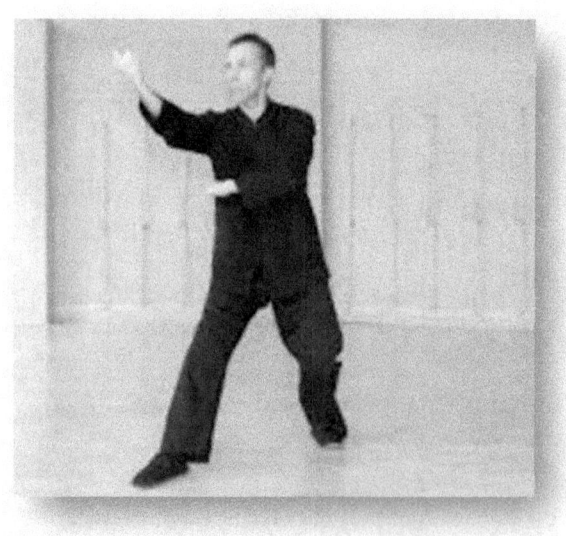

Zu-bu est une attitude populaire des arts martiaux WUSHU. Il est également connu sous le nom de position vide parce que dans cette position, nous exercer tout notre poids sur nos pattes arrière et ne mettre aucun poids sur le pied avant.

Mode d'emploi :

* Stand directement avec votre pied avant et l'autre pied arrière

* Plier votre jambe arrière et pointez votre genou vers l'extérieur environ 45° tout en gardant votre genou avant droite ou légèrement courbée (avant redresser la jambe exerce un stress supplémentaire sur les muscles de la jambe arrière)

* Cette position diffère légèrement de position Zu-bu où il faut plier les deux jambes. Dans cette position, il vous suffit de Tendez votre jambe avant pour exercer un stress supplémentaire sur la jambe arrière

* Maintenez cette position pendant 2 à 3 secondes et revenir à la position debout et là encore tenir position Zu-bu pour compléter un rep

* Faire la même chose pour l'autre jambe

* Faire 10 à 15 répétitions pour chaque jambe

Côté Leg Raise

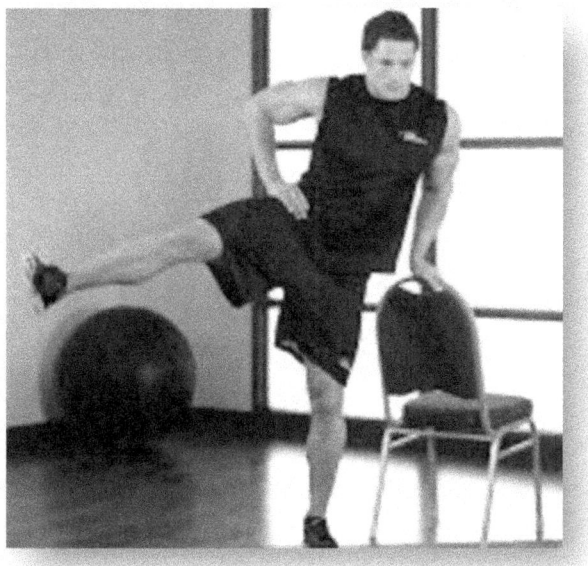

Côté jambe relance est un exercice de flexibilité et de la gymnastique suédoise efficace qui cible le gluteus medius gluteus minimus et tensor fasciae latae.

Mode d'emploi :

* Commencer par se tenant près d'un poteau ou une chaise pour la prise en charge

* Reposer vos pieds à peu plus large que votre largeur d'épaule

* Maintenant, modérément soulever votre jambe latéralement aussi haut que vous pouvez en toute simplicité tout en gardant l'autre jambe droite et puis revenir à la position de départ pour compléter un rep

* Faire 12 à 15 répétitions pour chaque jambe

Relance de la patte arrière

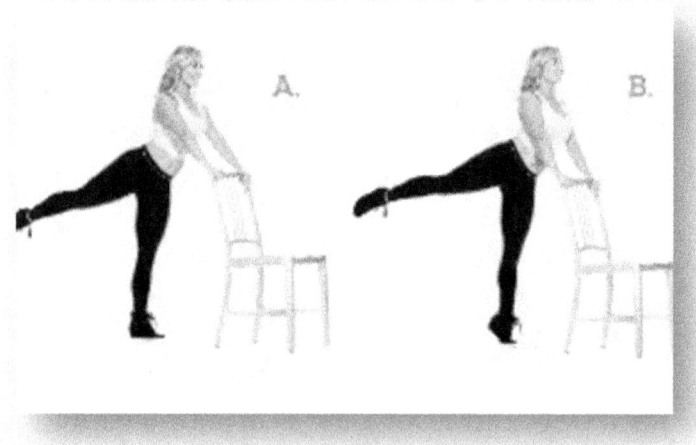

Patte arrière soulèvent les muscles lombaires cibles dont des hanches, des cuisses et des muscles abdominaux.

Mode d'emploi :

* Stand directement avec ton visage vers le mur ou le poteau que vous allez utiliser comme support

* Reposer les deux mains sur le mur ou tenez le pôle fermement tout en gardant votre poitrine vers le pôle

* Étape votre jambe légèrement vers l'avant par rapport à l'autre

* Maintenant, coup de pied arrière d'une manière modérée plus élevée que vous pouvez facilement tout en gardant votre tête vers le haut et les épaules s'étendent vers l'extérieur

* essayez de votre mieux pour ramener lentement que vous votre coup de pied coup de pied

* faire 12 à 15 répétitions chaque fois pour les deux jambes

* Répétez cet exercice 3 fois ou plus si vous avez des graisses supplémentaires ou désagréable sur vos hanches

Front Leg Raise

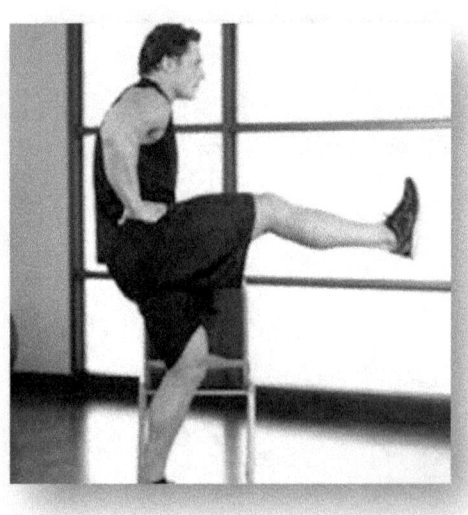

Relance de la patte avant est un poids corporel ou exercice de gymnastique qui cible vos muscles inférieurs du corps en particulier avant les muscles des cuisses et des muscles abdominaux de base.

Mode d'emploi :

* Stand à droite en posant votre supérieur et inférieur avec le pôle ou, sur un mur ou autre chose

* Essayez de virer votre corps tout entier au pôle, y compris votre dos et jambes

* Tenir le bâton avec vos deux mains au-dessus de votre tête afin de soutenir votre mouvement

* Maintenant, soulever votre jambe aussi haut que vous pouvez sans déplacement et plier l'autre jambe

* Faire 10 à 15 répétitions pour chaque jambe

* Répétez cet exercice 3 fois pour chaque jambe

Drapeau du Dragon

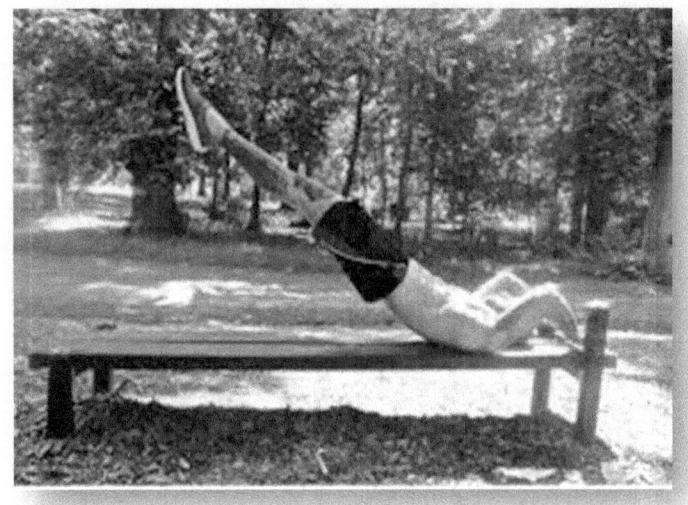

Drapeau du Dragon est un exercice de base avancée

qui est également connu comme noyau dur et exercice

de poids corporel.

Mode d'emploi :

* Lei vers le bas sur le dos sur un banc avec quelque chose de fixe à serrer fermement (au-dessus de votre tête)

* Saisir la position fixe avec les mains peu plus larges que votre largeur d'épaule pour un meilleur équilibre et conduire les deux jambes vers le haut tout droit (sans plier les genoux)

* Relever vos jambes aussi hautes que possible et essayer d'élever tous votre corps vers le haut avec vos jambes sauf le haut du dos et ensuite revenir à la position de depart

* Faire autant de répétitions que vous pouvez

* Répétez cet exercice 3 fois ou moins

* Ne pas plier votre taille pour effectuer correctement cet exercice

Chapitre 5

Supplementation for global de santé et de remise en forme

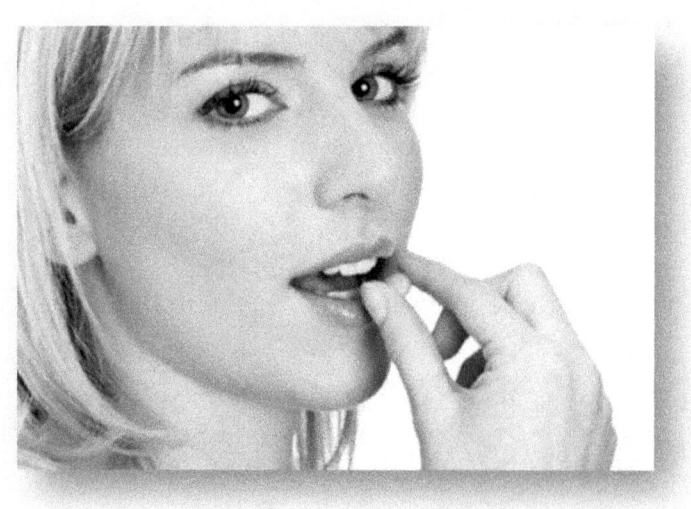

vous êtes sérieux au sujet de transformer votre corps,
vous avez vraiment besoin de former et de manger
dans une bonne façon de développer le nouveau lean
la masse musculaire tout en se débarrassant de la
graisse non désirée. Mais la formation dure peut
diminuer votre corps des minéraux, vitamines et
autres substances nécessaires pour gagner du muscle
et la combustion des graisses. Malgré le meilleur
régime possible, il est généralement très difficile
d'avoir tous ces éléments essentiels, et c'est où
interviennent des suppléments.

**Par conséquent, Voici les meilleurs suppléments qui
sont d'une valeur de votre argent.**

Huile de poisson

Huile de poisson est prouvé pour améliorer le système immunitaire et les performances du cerveau, protège contre la dégradation musculaire, relance conjointe et même favoriser la combustion des graisses. Le corps humain peut produire plusieurs vitamines, nutriments naturellement, huile de poisson est une chose que nous ne sommes pas en mesure de faire naturellement et, par conséquent, vous avez vraiment besoin de compléter afin d'offrir à votre corps ce dont vous avez besoin.

Vitamine D

Si vous ne s'éteignent pas en plein soleil assez (préférence pour au moins 20 minutes tous les jours entre les heures de 10:00 à 14:00 quand les rayons du soleil sont les plus efficaces), vous êtes susceptible de se retrouver avec une carence en vitamine D. Cela soulève vos possibilités de l'obésité, stimule une diminution dans le muscle de masse et vous rend plus sensible à beaucoup de problèmes de santé. Selon une étude, les hommes avec suffisamment de vitamine D ont mieux les niveaux de testostérone, la composition corporelle plus maigres, un pourcentage plus élevé de la masse maigre et de mieux le mieux-être général par rapport à ceux qui ont une insuffisance de la vitamine d.

Protéines de

lactosérum

Vous pouvez obtenir une bonne quantité de protéines dans votre alimentation, mais la poudre de protéine présente d'autres avantages : elle est maniable et généralement plus faibles en calories qu'un repas ensemble riche en protéines. Protéines de lactosérum fournit-il sans doute quelques autres avantages distinctifs ; Il est plein des acides aminés à chaîne ramifiée jamais crucial (BCAA), qui peut jouer un rôle vital dans le développement musculaire, récupération musculaire, et vous avez un idéal, sur le repas aller qui prend une minute pour se préparer.

Probiotiques

Chacun d'entre nous manger beaucoup de nourriture par jour ; Cependant, nous avons vraiment prêter attention à notre digestion. Bactéries intestinales saines jouent un rôle essentiel dans l'état de santé général, digestif et processus d'immunité. Plus précisément, probiotiques peuvent aider à rajeunir et nourrir notre alimentation interne des bactéries bénéfiques. En outre, cela se traduira par moins gaz, douleurs à l'estomac et l'irritation. Il n'y a réellement incroyable nombre de gammes différentes de bactéries dans nos tripes. Les probiotiques aident à maintenir un écosystème sain de GI et tout garder en équilibre.

Créatine

Ce type artificiel d'une source d'énergie produite naturellement dans l'organisme est stocké dans les muscles pour être utilisé au cours de l'exercice. En outre, il est prouvé pour travailler ! Plusieurs études démontrent que la créatine m'aide-t-il à vitesse restauration et le développement de la masse musculaire maigre après une séance d'exercice. Créatine apporte également plus d'eau dans vos cellules musculaires, ajoutant un bout droit sur la cellule qui augmentera la croissance durable. Ces derniers temps, créatine identifiée pour augmenter les niveaux d'insuline, comme facteur de croissance dans les muscles, qui est important pour dynamiser la croissance.

Thé vert

Une chose que beaucoup de gens ne savent pas vraiment c'est cette graisse de combats de thé vert. Des études scientifiques ont démontré que les animaux qui reçoivent extrait obtenir moins de poids et hangar plus de graisse que les animaux qui reçoivent un placebo, et s'il est adapté pour les animaux il est adapté pour nous aussi bien. Les experts recommandent préférence presque huit verres par jour qui est difficile à suivre pour beaucoup de gens, donc aller pour le moyen le plus simple et seulement prendre un supplément.

Multivitamines

Ils ne seraient pas les suppléments essentiels là-bas, mais ils sont toujours parmi les plus essentiels, notamment pour tous ceux qui ne mange pas de fruits et légumes suffisants. Essayez de choisir des suppléments de multivitamines qui visent précisément, sans le fer supplémentaire étant donné que des quantités supplémentaires de ce minéral causent des maladies cardiaques. Vous pouvez normalement trouver juste une tablette qui a 100 % de votre apport quotidien, fournissant autant de vitamines et de minéraux que possible.

Magnésium

Avoir une quantité suffisante de magnésium contribue dans une performance globale maximale puisque le corps est mieux en mesure d'utiliser l'énergie et de réaliser des contractions musculaires. Étude montre complétant avec magnésium stimule la production d'hématies, rend le zinc plus accessibles pour aider à la production d'énergie et de contractions musculaires et favorise l'élimination des déchets produits par un exercice physique intense, rend possible pour vous de récupérer plus rapidement.

Zinc

Le zinc est essentiel parce que c'est un minéral présent dans tous les tissus de votre corps. C'est un antioxydant très efficace, encourageant pour protéger contre le cancer et est habituellement associée directement à l'entretien des niveaux d'hormones, qui est nécessaire au développement musculaire et la perte de graisse. Zinc joue un rôle important dans la synthèse des protéines et des quantités suffisantes permettent une version plus puissante des trois hormones anabolisantes plus essentiels : l'hormone de croissance, la testostérone et l'insuline. Sans avoir des quantités suffisantes de ces hormones, vous allez manquer sur développement musculaire et la force de votre dur labeur dans la salle de gym.

Finition

Merci encore pour le téléchargement de ce livre !

J'espère que ce livre a été en mesure de vous aider à améliorer votre santé et la physique.

La prochaine étape est d'appliquer ce que vous avez appris et prendre une quantité massive d'action.

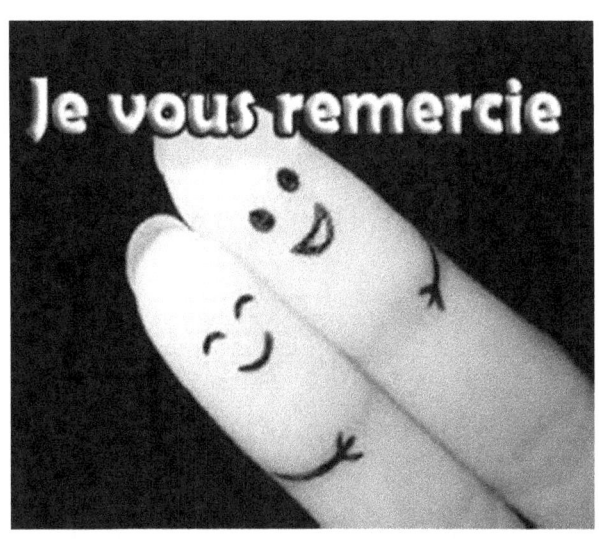

Enfin, si vous avez aimé ce livre, alors je voudrais vous demander une faveur, vous seriez aimable de laisser un commentaire pour ce livre sur Amazon ? Il serait grandement appréciée !

Merci et bonne chance !

CLIQUEZ ICI POUR LAISSER UN COMMENTAIRE

Voir plus de livres de

ARNOLD YATES

Musculation : Comment créer facilement des Muscles et garder de masse en permanence : 10 X vos résultats et construire le Physique que vous voulez.

Régime Atkins : Perdre du poids et se sentir bien, contient des astuces et recettes

Hypertension artérielle : 40 aliments qui seront naturellement Abaisser votre tension artérielle

Je vais passer votre image donnée à un produit de qualité élevée.
Voyez par vous-même
Une prime spéciale pour vous d'acheter mon livre.
Offre un temps limité !
Cliquez ici pour m'envoyer votre photo !

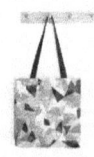 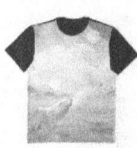 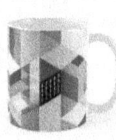 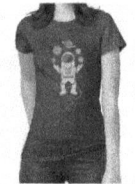

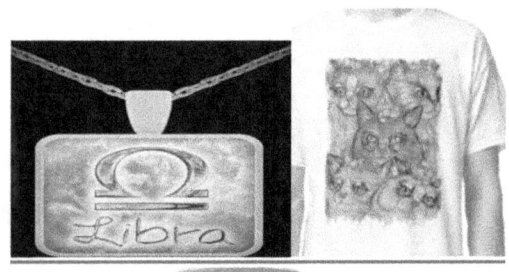

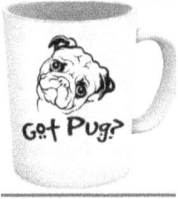

www.ingramcontent.com/pod-product-compliance
Lightning Source LLC
Chambersburg PA
CBHW070147290526
45789CB00002B/664